KOMMENTARE ZUM ARZNEIBUCH
DER DEUTSCHEN DEMOKRATISCHEN REPUBLIK

Herausgegeben von L. KNY und J. RICHTER

Heft 1

Einführung in das Arzneibuch der Deutschen Demokratischen Republik

2. Ausgabe

(2. AB-DDR)

Mit 3 Abbildungen

AKADEMIE-VERLAG · BERLIN 1977

Verantwortlich für die Herausgabe:

Prof. Dr. sc. nat. L. Kny, Berlin
Prof. Dr. sc. nat. J. Richter, Berlin

Bearbeiter:

Dr. H. Bär
Dr. P. Berndt
Dr. H. Dressel
Dr. A. Eichhorn
Dr. S. Ganschow
Dr. H. Heyroth-Straube-Kögler
Dr. H.-J. Jacker
Apotheker G. Kläwicke
Prof. Dr. sc. nat. L. Kny
Dr. P. Kretschmer
Apotheker E. Przyborowski
Dr. D. Ropte
Apotheker J. Röthig
Dr. H. Sachweh
Dipl.-Chem. G. Seidenglanz
Dr. A. Stark
Dr. M. Thonke
Dr. M. Wagler

Institut für Arzneimittelwesen der Deutschen Demokratischen Republik
112 Berlin, Große Seestraße 4

2., unveränderte Auflage
Erschienen im Akademie-Verlag, 108 Berlin, Leipziger Straße 3–4

Lizenznummer: 202 · 100/561/77
Gesamtherstellung: VEB Druckerei „Thomas Müntzer“, 582 Bad Langensalza
Bestellnummer: 762 257 9 (3065/K/1) · LSV 1277, 2067
Printed in GDR
DDR 9,00 M

Die vorliegende Einführung in das Arzneibuch der Deutschen Demokratischen Republik, 2. Ausgabe (2. AB-DDR), soll durch Hinweise auf Änderungen bzw. Neuerungen der Allgemeinen Bestimmungen im Vergleich mit dem Deutschen Arzneibuch der Deutschen Demokratischen Republik, 7. Ausgabe (DAB 7-DDR), dem Benutzer den Übergang zu der neuen Ausgabe des Arzneibuches erleichtern. Wenn keine wesentlichen Änderungen vorgenommen wurden, werden die entsprechenden Kapitel im vorliegenden Heft nicht erwähnt.
Es ist vorgesehen, diesem Band weitere Mitteilungen mit kommentierendem Charakter zu ausgewählten Kapiteln des 2. AB-DDR folgen zu lassen.

Berlin, Juli 1975

Die Herausgeber

Inhalt

Überschriften und Kennziffern stimmen mit denen des 2. AB-DDR überein.

Allgemeines

Verfolgt man die Geschichte der Pharmakopöen, so wird bestätigt, daß sich Inhalt und Zielsetzung der Arzneibücher den gesellschaftlichen Bedingungen und dem Fortschritt in der Arzneimittelwissenschaft entsprechend von den reinen Rezeptbüchern oder Vorschriftensammlungen für die Herstellung von Arzneizubereitungen zu Sammlungen gewandelt haben, die überwiegend Qualitätsparameter und Prüfmethoden enthalten, deren Einhaltung bzw. Anwendung für die Kontrolle von Arzneimitteln empfohlen wird oder im Sinne eines Standards für bestimmte Bereiche gesetzlich vorgeschrieben ist.
Unter den Bedingungen des sozialistischen Gesundheitswesens in der DDR kommt dem Arzneibuch bei der Sicherung der Versorgung mit Arzneimitteln die folgende generelle Aufgabenstellung zu:

- Festlegung von Parametern, die eine Bereitstellung von Arzneimitteln in hoher und gleichbleibender Qualität unter Berücksichtigung des wissenschaftlich-technischen Niveaus der Arzneimittelproduktion gewährleisten;
- Bestimmung dieser Parameter durch standardisierte Methoden, die sowohl für die Qualitätskontrolle in der Industrie als auch im Gesundheitswesen verbindlich sind;
- Verankerung der Qualitätsparameter und Prüfmethoden für Arzneimittel im Arzneibuch und Entwicklung desselben zum grundlegenden Standardwerk auf dem Gebiet der Qualitätssicherung im Arzneimittelwesen, das die Weiterentwicklung der Qualität der Arzneimittel progressiv beeinflußt.

Erste Maßnahmen in der DDR, dem Arzneibuch eine solche Funktion zu übertragen, werden bereits in der 5. Durchführungsbestimmung vom 12. August 1954 zur Anordnung über die Regelung und Überwachung des Verkehrs mit Arzneimitteln „Deutsches Arzneibuch" sichtbar. Bis zu diesem Zeitpunkt, in der Bundesrepublik Deutschland noch bis in die 60er Jahre hinein, galten die Deutschen Arzneibücher nur für die Apotheken, die alle von ihnen zu verarbeitenden Arzneistoffe entsprechend den Bestimmungen der Pharmakopöe prüfen mußten. Es war daher ein Fortschritt, daß 1954 erstmals bestimmt wurde, daß das Deutsche Arzneibuch, 6. Ausgabe, auch gegenüber der Industrie Verbindlichkeit habe, d. h. Arzneistoffe mußten auch den Vorschriften des Arzneibuches entsprechen, wenn sie in der Industrie zu Arzneifertigwaren verarbeitet wurden. Natürlich war diese Entscheidung zum damaligen Zeitpunkt für die Industrie und überhaupt für die Qualitätssicherung mehr vom Grundsatz als vom Detail her bedeutsam, da nur relativ wenige Arzneistoffe und Arzneizubereitungen, die industriell gefertigt wurden, im DAB 6 enthalten waren.
Gegenüber den Apotheken war das DAB 6 1958 durch die Apotheken-Betriebsordnung nochmals ausdrücklich für verbindlich erklärt worden, allerdings nach § 9

mit der Einschränkung, daß alle Stoffe und Zubereitungen nach Eingang zwar auf Identität und Reinheit, nicht aber auf Gehalt zu prüfen sind.
Trotz dieser Maßnahmen des sozialistischen Gesundheitswesens zur Erhöhung der Wirksamkeit des Arzneibuches und der Aufwertung desselben durch die 1954 und 1959 erschienenen Nachträge, die das Arzneibuch durch Monografien über wichtige industriell gefertigte Arzneistoffe ergänzten, z. B. in den Gruppen der Sulfonamide, Hormone u. a., konnte diese Periode der Arzneibuchgeschichte in der DDR nur eine befristete Übergangslösung bis zur Herausgabe einer neuen Pharmakopöe sein, da das DAB 6 mit seinen Nachträgen weder den zu dieser Zeit in der DDR erreichten Stand der Arzneimitteltherapie und der Arzneimittelproduktion widerspiegelte, noch den Anforderungen entsprechen konnte, die eine wirksame Arzneimittelkontrolle an die Auswahl der Prüfmethoden in Übereinstimmung mit dem in der Instrumentalanalyse und der biologischen Prüfung von Arzneimitteln erreichten Stand stellte.

So wurde in dieser Periode in enger Verflechtung mit den vorbereitenden Arbeiten zur Verabschiedung des Gesetzes über den Verkehr mit Arzneimitteln das Deutsche Arzneibuch, 7. Ausgabe, der DDR mit dem Ziel konzipiert, den Forderungen des sozialistischen Gesundheitswesens und der pharmazeutischen Industrie nach einer optimalen Qualitätssicherung der Arzneimittel auf der Grundlage entsprechender Qualitätsnormative zu entsprechen.

Folgende Grundsätze, die auch für die Erarbeitung des Arzneibuches der DDR, 2. Ausgabe, gültig blieben, waren für die Gestaltung des DAB 7 der DDR maßgebend:

- Das Arzneibuch der DDR ist die umfassende Grundlage für die Standardisierung aller Arzneimittel sowie für Stoffe, Zubereitungen und Gegenstände, die entsprechend § 3 des Arzneimittelgesetzes vom 5. Mai 1964 den Arzneimitteln gleichgestellt sind. Durch das Arzneibuch soll gesichert werden, daß alle in der DDR produzierten oder in die DDR eingeführten Arzneimittel nach einheitlichen Gesichtspunkten geprüft werden.
- Da entsprechend der 2. Durchführungsbestimmung zum Arzneimittelgesetz vom 5. Mai 1964 auch Gesundheitspflegemittel dem Arzneimittelgesetz unterstellt sind und diese im Sinne der Durchführungsbestimmung Stoffe oder Zubereitungen sind, die zur Erhaltung der natürlichen Beschaffenheit und der Funktion des menschlichen oder tierischen Körpers bestimmt sind, soll durch das Arzneibuch auch im Bereich der Gesundheitspflegemittel ein Höchstmaß an Qualität und Sicherheit erreicht werden.
- Damit wurden Gegenstand und Ziel der Arzneimittelstandardisierung in der DDR und die zentrale Stellung des Arzneibuches auf diesem Gebiet eindeutig bestimmt. An Stelle des Repräsentativprinzips, das von den nationalen Pharmakopöen anderer Länder überwiegend vertreten wird, wurde das Vollständigkeitsprinzip im Sinne eines umfassenden Standardwerkes postuliert und als wesentliches Kriterium eines optimalen Verbraucherschutzes erkannt.
- Die Realisierung einer solchen Forderung setzt ein begrenztes und damit überschaubares Sortiment an Arzneimitteln voraus, für das nach den Erkenntnissen

und Erfahrungen von Wissenschaft und Praxis ein gesellschaftliches Bedürfnis zur Wiederherstellung, Erhaltung und Förderung der Gesundheit der Bürger besteht. Diese Voraussetzung ist in der DDR auf Grund der Existenz sozialistischer Produktionsverhältnisse und eines sozialistischen Gesundheitswesens gegeben.

— Bei den Gesundheitspflegemitteln besteht insofern ein Unterschied zu den Arzneimitteln, als die Zulassung nicht vom medizinischen Bedürfnis, sondern nur von den Gebrauchswerteigenschaften und der Unschädlichkeit des Erzeugnisses abhängig ist. Es gelang auch hier in Zusammenarbeit mit den Handelsorganen und der Industrie als Voraussetzung wirksamer Standardisierungs- und Qualitätssicherungsmaßnahmen, eine Konzentration des jetzt etwa 1000 Positionen umfassenden Sortiments zu erreichen.

— In der Praxis bedeutet das Prinzip der umfassenden Standardisierung, daß für jedes für den Verkehr zugelassene Arznei- oder Gesundheitspflegemittel, unabhängig vom Grad seiner Bedeutung im Sortiment, der Breite seiner Anwendung in der Arzneimitteltherapie oder der Zeit, in der es Bestandteil des Arzneimittelsortimentes ist, rechtsverbindliche Qualitätsnormen auszuarbeiten waren, die — soweit sie Stoffe und Zubereitungen betrafen, die unverändert Eingang in Arznei- und Gesundheitspflegemittel finden — als Monografien in das Arzneibuch aufgenommen wurden.

Neben diesen speziellen Standards mußten noch sogenannte Querschnittsstandards aufgestellt werden, die Vorschriften für Arzneizubereitungen oder allgemeine Bestimmungsmethoden enthalten und traditionell im Teil Allgemeine Bestimmungen des Arzneibuches zusammengefaßt wurden.

In Übereinstimmung mit der neu konzipierten Funktion des Arzneibuches wurden die bestätigten Gütevorschriften für Arzneifertigwaren entsprechend § 17 des Arzneimittelgesetzes vom 5. Mai 1964, die Angaben über die Eigenschaften des Arzneimittels, beginnend mit der detaillierten Zusammensetzung über die Prüfung bis zur Verpackung und Aufbewahrung, enthalten, dem Arzneibuch nachgeordnet. Damit gelten auch für diese Standards analog wie für eine Arzneibuchmonografie die Allgemeinen Bestimmungen des Arzneibuches, soweit in den einzelnen Gütevorschriften nicht ausdrücklich etwas anderes festgelegt ist. Es wird dabei vorausgesetzt, daß auch die in der Zusammensetzung der Arzneizubereitung angegebenen Wirk- und Hilfsstoffe den Forderungen des Arzneibuches entsprechen.

Es ist logisch und heute nicht mehr bestritten, daß auch die äußere Form des Arzneibuches einer solchen umfassenden Aufgabenstellung entsprechen muß und die Lose-Blatt-Form trotz gewisser Nachteile das Mittel der Wahl ist, durch die Möglichkeit des Austausches und der Ergänzung eine kurzzeitige Anpassung des Arzneibuches an den aktuellen Stand auf dem Gebiet der Pharmakotherapie, der Produktionstechnologie und der Arzneimittelprüfung zu gewährleisten.

Als 1964 die erste Lieferung des DAB 7-DDR erschien, die die Allgemeinen Bestimmungen und Anlagen sowie 347 Monografien enthielt, war die Zielfunktion des Arzneibuches, als umfassendes Standardwerk des Arzneimittelwesens die Qualität aller in der DDR im Verkehr befindlichen Arzneimittel zu sichern und damit zugleich Spiegelbild des Arzneimittelsortiments bzw. der Arzneimitteltherapie zu sein, keineswegs erreicht, obwohl Teile des DAB 6 und des Ergänzungsbuches

6. Ausgabe sowie das Homöopathische Arzneibuch bis zur Ablösung durch entsprechende Vorschriften des DAB 7-DDR noch Gültigkeit hatten. Dennoch wurde diese erste Lieferung in Inhalt und Form einer modernen Pharmakopöe entsprechend zum Ausgangspunkt einer zielstrebigen kollektiven Arzneibucharbeit. Diese führte in der Folgezeit zur Herausgabe von 8 Ergänzungslieferungen zum DAB 7-DDR in jährlichen Abständen. Die Allgemeinen Bestimmungen wurden erweitert und die Zahl der Monografien auf über 1000 erhöht. Sie bildeten zugleich die Basis für die Schaffung einer Vielzahl bestätigter Gütevorschriften für Arzneifertigwaren und Gesundheitspflegemittel und wurden damit zu wesentlichen Bestandteilen diesbezüglicher Qualitätssicherungssysteme in der Industrie.
Bereits mit der 6. Lieferung zum DAB 7-DDR konnten das DAB 6, das Ergänzungsbuch 6. Ausgabe und das Homöopathische Arzneibuch vollständig außer Kraft gesetzt und damit das Nebeneinander von Arzneibüchern mit unterschiedlichem Wert für die Qualitätssicherung beendet werden.

Mit diesem Resultat der Arzneimittelstandardisierung, das Ende des Jahres 1972 vorlag, wurde das Ziel der Arzneimittelstandardisierung in der DDR, für jedes Arzneimittel, für das ein medizinisches Bedürfnis besteht, verbindliche Normen für dessen Qualitätssicherung zu haben, erreicht und die Funktion des Arzneibuches der DDR als umfassendem Standardwerk des Arzneimittelwesens bestätigt. Auch bezüglich der Methoden zur Prüfung der Arzneimittel spiegelt das Arzneibuch die Förderung wider, die die staatliche und die betriebliche Arzneimittelkontrolle in Kenntnis ihrer Bedeutung für den Gesundheitsschutz durch die staatlichen und wirtschaftsleitenden Organe erfahren hat. So werden in Übereinstimmung mit den Erfordernissen nahezu alle Möglichkeiten der Instrumentalanalyse und der biologischen Prüfung zur qualitativen und quantitativen Charakterisierung der Arzneimittel im Arzneibuch eingesetzt.
Die im DAB 6 übliche physikalische Prüfung wurde um elektrochemische, potentiometrische und polarografische Verfahren sowie um Absorptionsmessungen im sichtbaren, ultravioletten und infraroten Spektralbereich erweitert.
Durch die Aufnahme von Vorschriften zur papier-, dünnschicht- und gaschromatografischen Prüfung von Arzneimitteln in das DAB 7-DDR wurden neue Möglichkeiten zur Identifizierung und Reinheitsprüfung erschlossen.
Auch auf dem Gebiet der Prüfung radioaktiver Arzneizubereitungen mußte Neuland beschritten werden, da derartige Prüfungen im DAB 6 nicht enthalten waren und keine der international anerkannten Pharmakopöen eine so große Anzahl von Nukliden beschrieb wie das DAB 7-DDR.
Besondere Bedeutung wurde der Standardisierung der Impfstoffe und Seren beigemessen. Während in den Arzneibüchern anderer Länder und auch im DAB 6 nur Definitionen von Seren und Impfstoffen zu finden sind, werden im DAB 7-DDR ausführliche Beschreibungen und Prüfungen sowie wichtige Details der Herstellung dieser Arzneimittel angegeben.
Die Realisierung der Konzeption, das Arzneibuch als Grundlage für die Qualitätskontrolle sowohl industriell produzierter als auch im Apothekenwesen hergestellter Arzneimittel verbindlich werden zu lassen, führte zu zwei Konsequenzen, die das

Arzneibuch der DDR aus dem bis dahin traditionell üblichen Rahmen einer Pharmakopöe heraustreten ließen:

- Obwohl die Wahl der Prüfmethoden ohne Rücksicht auf die Möglichkeit der Durchführung in der Apotheke getroffen werden mußte, blieb die Funktion der Apotheke als letzte Kontrollinstitution vor der Abgabe des Arzneimittels an den Verbraucher insofern erhalten, als auch die Apotheke bzw. das Versorgungszentrum für Pharmazie und Medizintechnik nach dem Arzneibuch dazu verpflichtet ist, die für die Herstellung von Arzneien benötigten Arzneistoffe und Arzneizubereitungen anhand der Kapitel „Beschreibung" und „Identitätsprüfung" zu identifizieren.
- Allgemeine Prüfmethoden wurden auch für solche Sachgebiete aufgenommen, die keine Entsprechung in Monografien des Arzneibuches fanden, z. B. für die Prüfung von Plasten und Elasten, die die Qualität der in der medizintechnischen bzw. Verpackungsmittelindustrie eingesetzten Plaste und Elaste sowie der daraus hergestellten Gegenstände und weiter die Qualität von Implantat-Materialien regelt.

Neben der Funktion des Arzneibuches als umfassendem Standardwerk des Arzneimittelwesens enthielt die Konzeption für das DAB 7-DDR auch die bedeutsame Aussage, daß das Arzneibuch umfassende Grundlage für die Standardisierung der diagnostischen Laboratoriumsmethoden im Gesundheits- und Veterinärwesen sein solle.

Einer der Gründe für diese Entscheidung war, daß auch Labordiagnostika als den Arzneimitteln gleichgestellte Erzeugnisse nach § 3 Absatz 1 (c) des Arzneimittelgesetzes nur dann in den Verkehr gebracht werden dürfen, wenn für sie ein medizinisches Bedürfnis nachgewiesen wird. Da ein solches Bedürfnis nur in Abhängigkeit von der Methode festgestellt werden kann, für deren Durchführung das Reagenz benötigt wird, setzt die Standardisierung eines bedarfsgerechten Sortiments hochwertiger Labordiagnostika die Anwendung standardisierter Methoden voraus. Die Wertung der Standardisierung diagnostischer Laboratoriumsmethoden auf diese Funktion zu begrenzen, würde jedoch der Bedeutung nicht gerecht, die die Laboratoriumsdiagnostik für alle Formen der gesundheitlichen Betreuung hat und für deren rationelle Entwicklung die Standardisierung der diagnostischen Laboratoriumsmethoden entscheidend ist, da diese

- eine zuverlässige methodische Grundlage für alle Laboratorien bringt, die Laboratoriumsergebnisse unabhängig von Ort und Zeit vergleichbar und damit speicherfähig macht;
- die Beurteilungsmöglichkeit, ob ein ermittelter Wert als normal oder pathologisch anzusehen ist, verbessert, da erst auf der Basis standardisierter Methoden die Ermittlung allgemein nutzbarer gesicherter Normalwerte möglich ist;
- eine der entscheidenden Voraussetzungen für eine Arbeitsteilung in den Laboratorien bildet und damit die Einführung der Mechanisierung, Automatisierung und Zentralisierung fördert.

Es war deshalb ein besonderes Ereignis, als 1969 die erste Lieferung standardisierter diagnostischer Laboratoriumsmethoden als gesonderter Teil des Arzneibuches erschien und durch die 5. Durchführungsbestimmung zum Arzneimittelgesetz international erstmals die Verbindlichkeit von standardisierten Laboratoriumsmethoden für alle diagnostischen Laboratorien in einem Land festgelegt wurde.

In der Zwischenzeit sind weitere 6 Lieferungen erschienen, so daß zur Zeit etwa 200 Methoden für die verschiedensten Fachgebiete der Laboratoriumsdiagnostik

vorliegen und das vom Ministerium für Gesundheitswesen geforderte Minimalprogramm erfüllt ist.
Durch eine Entscheidung des Ministers über die Versorgung der diagnostischen Laboratorien mit Labordiagnostika durch das Apothekenwesen ergaben sich zugleich neue Aufgaben für den Pharmazeuten auf den Gebieten der Herstellung, Qualitätssicherung und Sortimentsgestaltung dieser Erzeugnisse.
Mit dem DAB 7-DDR wurde somit ein Standardwerk erarbeitet, das international stark beachtet zur Realisierung des Bedürfnisses nach Sicherheit in der Arzneimitteltherapie und Laboratoriumsdiagnostik durch optimale Qualitätsnormative und standardisierte Methoden maßgeblich beigetragen hat.
Bereits 1970 wurde das Arzneibuch in seiner Gesamtheit einer tiefgehenden Überprüfung unterzogen, in deren Ergebnis Richtlinien und Vorschläge für eine Neuausgabe des Arzneibuches der DDR ausgearbeitet und zur Diskussion gestellt wurden. Im gleichen Jahr wurden dann durch das Ministerium für Gesundheitswesen anläßlich des 8. Kongresses der Pharmazeutischen Gesellschaft der DDR in Dresden u. a. die folgenden Ziele für die Arbeiten an einer Neuausgabe des Arzneibuches der DDR abgesteckt:

— Auf der Grundlage der weiterentwickelten analytischen Verfahrenstechnik und unter Beachtung der sich vollziehenden Strukturoptimierung in der pharmazeutischen Industrie sind die im Arzneibuch enthaltenen Prüfverfahren rationeller zu gestalten.
  Während es in der pharmazeutischen Industrie in den 50er Jahren in erster Linie darum ging, die verschiedenen noch zu zersplitterten Kapazitäten zu konzentrieren und durch die Stabilisierung und Rekonstruktion wichtiger pharmazeutischer Betriebe Voraussetzungen zur Bedarfsdeckung mit Arzneimitteln für die Bevölkerung zu schaffen, begann in den 60er Jahren eine neue Etappe in der Entwicklung mit der Eingliederung in den Leitungsbereich der chemischen Industrie und den Zusammenschluß von Betrieben zu größeren Wirtschaftseinheiten, den Kombinaten. Parallel damit wurde die internationale Zusammenarbeit im RGW zu einem bedeutenden Faktor in der Gesamtentwicklung. Diese Entwicklung in der pharmazeutischen Industrie hatte erheblichen Einfluß auf die Produktionstechnologie und die Herausbildung leistungsfähiger technischer Kontrollorganisationen. Unter diesem Gesichtspunkt war eine Rationalisierung der Prüfungen, d. h. eine Optimierung des Verhältnisses von Zuverlässigkeit, bestimmt durch Präzision, Richtigkeit und Spezifität zum erforderlichen Aufwand, möglich und notwendig.
— Auch für die im Arzneimittelverzeichnis der DDR enthaltenen Standard-Rezepturen sind Qualitätsnormen zu erarbeiten, die die Grundlage für die Qualitätssicherung zentral gefertigter standardisierter Rezepturen bilden sollen.
  Die von dem 3. und 4. Apothekertag der DDR ausgehende Entwicklung des Apothekenwesens zu der territorialen und ökonomischen Einheit „Versorgungszentrum für Pharmazie und Medizintechnik" wurde anläßlich des 8. Kongresses der Pharmazeutischen Gesellschaft der DDR 1970 bestätigt. Eine Neubearbeitung des Arzneibuches der DDR mußte deshalb auch den neuen strukturellen Gegebenheiten derartiger Einrichtungen Rechnung tragen und die Aufgaben, die sich aus der Qualitätssicherung zentral gefertigter Standard-Rezepturen ergaben,

berücksichtigen. Aus diesem Grunde wurde für das Arzneibuch der DDR, 2. Ausgabe, ein spezieller Band „Rezepturen" erarbeitet, der zur Nutzung im Apothekenwesen bestimmt ist und Vorschriften zur Herstellung und Prüfung der dort beschriebenen Arzneizubereitungen enthält.

— Die Ergebnisse der Arbeiten des Spezialistengremiums „Arzneimittelstandardisierung" in der Arbeitsgruppe Pharmazeutische Industrie der Ständigen Kommission für Chemische Industrie des Rates für Gegenseitige Wirtschaftshilfe, die seit 1969 im Compendium Medicamentorum veröffentlicht werden, sind zu berücksichtigen.

Die Zusammenarbeit der sozialistischen Länder in allen Zweigen der Volkswirtschaft zeigt auch auf dem Gebiet der Arzneimittelproduktion eine ständig steigende Tendenz. Es entwickelt sich eine effektive Arbeitsteilung, eine Spezialisierung in der Forschung und in der Produktion von Arzneimitteln.

Eine spezialisierte Produktion, arbeitsteilige Forschungsvorhaben und eine gemeinsame Entwicklung moderner Ausrüstungen bieten große Möglichkeiten, um die Produktivität zu steigern, schnell neue Arzneimittel zu entwickeln und zu erproben. Die pharmazeutische Industrie kann im Rahmen der Integration die Arbeitsproduktivität auch steigern, weil sich in den Herstellerbetrieben einzelner sozialistischer Länder Anlagen einer Größenordnung realisieren lassen, die im nationalen Bereich unökonomisch wären. Das Produktionsvolumen liegt über dem Bedarf eines RGW-Landes. Diese Tatsache führt zusammen mit einer umfangreichen Spezialisierung zu einem ständigen Wachstum des Arzneimittelhandels zwischen den Ländern der sozialistischen Staatengemeinschaft. Dadurch steigt der gegenseitige Austausch von Arzneimitteln, so daß die Vereinheitlichung der Qualitätsparameter und die Standardisierung der Kontrollmethoden immer dringender wurden. Aus dieser Erkenntnis heraus wurde bereits im Jahre 1959 auf der 1. Internationalen Tagung für Arzneimittelstandardisierung in Dresden von führenden Experten der sozialistischen Länder die Empfehlung ausgesprochen, schrittweise eine Vereinheitlichung der Qualitätsanforderungen für Arzneimittel in den sozialistischen Ländern anzustreben. Diese Empfehlung führte 1961 zur Gründung des Spezialistengremiums „Arzneimittelstandardisierung" in der Arbeitsgruppe Pharmazeutische Industrie, einer der Arbeitsgruppen der Ständigen Kommission für Chemische Industrie des Rates für Gegenseitige Wirtschaftshilfe. Vorsitz und Sekretariat des Spezialistengremiums wurden der DDR-Delegation übertragen.

Es wurde festgelegt, daß Allgemeine Bestimmungen und Monografien zur Prüfung von Arzneimitteln sowie weitere Vorschriften zu einer Sammlung vereinheitlichter Forderungen und Prüfmethoden für Arzneimittel unter der Bezeichnung „Compendium Medicamentorum" zusammengefaßt und in formaler Hinsicht so konzipiert werden, wie das bezüglich der Gestaltung von Arzneibüchern international üblich ist. Die Lose-Blatt-Technik erlaubt eine sinnvolle Einordnung der einzelnen Lieferungen sowie eine schnelle Anpassung an veränderte Gegebenheiten des internationalen Arzneimittelverkehrs.

Die Arbeiten am Compendium Medicamentorum haben folgenden Stand erreicht: Gegenwärtig sind drei Lieferungen des Compendium Medicamentorum ausgedruckt. Sieben weitere Lieferungen befinden sich im Druck und die sieben folgenden in Vorbereitung.

Insgesamt befinden sich zur Zeit etwa 250 Allgemeine Prüfmethoden sowie Monografien für Arzneistoffe und Arzneifertigwaren in verschiedenen Stadien der Bearbeitung. Die Allgemeinen Bestimmungen sind im wesentlichen fertiggestellt. Dazu gehören u. a. Vorschriften zur Prüfung von Injektions- und Infusionspräparaten, vor allem die Prüfung auf Pyrogenität und Sterilität, zahlreiche Reinheitsprüfungen, die Prüfung von Arzneiformen sowie die Prüfung von Behältnissen aus Glas bzw. Plasten und Elasten, die für die Aufnahme von Injektabilien bestimmt sind.

Die Zahl der Monografien für wichtige Arzneistoffe, die insbesondere im Handelsverkehr der RGW-Länder eine Rolle spielen, beträgt zur Zeit etwa 90, die Zahl der Monografien für Arzneifertigwaren etwa 50. Entsprechend den Schwerpunkten der Kooperation und Spezialisierung der RGW-Mitgliedsländer auf den Gebieten der Forschung, Entwicklung und Produktion von Arzneimitteln bilden dabei die zahlenmäßig stärksten Gruppen Monografien für Antibiotika, Analgetika, Herz-Kreislauf-Mittel, Psychopharmaka, Hormone und Steroide.

Für verschiedene Arzneistoffe und deren Fertigwaren wurden erstmalig im Pharmakopöe-Maßstab Qualitätskriterien und Prüfmethoden zu deren Kontrolle ausgearbeitet. Darüber hinaus sind eine einheitliche Chargenkennzeichnung und zahlreiche andere Forderungen, wie solche für die Mindestkennzeichnung von Arzneifertigwaren und die Übergabe von Dokumentationen bei der Vorbereitung von Registrierungen neuer Arzneimittel, festgelegt.

Durch die Festlegungen des Compendium Medicamentorum soll in erster Linie erreicht werden, daß im Handelsverkehr der RGW-Mitgliedsländer Qualitätsnormen für Arzneimittel zur Verfügung stehen, die von allen Beteiligten voll akzeptiert werden. Das Compendium Medicamentorum soll aber auch eine Vorbildfunktion für die nationalen Pharmakopöen der Ratsländer haben. Diese sollen nach Möglichkeit mit identischen Methoden, wie sie im Compendium Medicamentorum beschrieben sind, arbeiten. Bereits im Jahre 1973 wurden wichtige Festlegungen des Compendium Medicamentorum durch die Farmakopea Polska übernommen, und auch in die vorbereitenden Arbeiten an der 4. Ausgabe der Tschechoslowakischen Pharmakopöe werden die Ergebnisse der Arbeiten des Spezialistengremiums „Arzneimittelstandardisierung" einbezogen.

Auf der Grundlage der diskutierten Richtlinien, der vorgegebenen Zielstellungen und bewährter Prinzipien wurde noch im Jahre 1970 die Überarbeitung des Arzneibuches der DDR begonnen und als komplexe Forschungsaufgabe auf vertraglicher Basis durchgeführt. Dieses Forschungsthema bildete einen wichtigen Bestandteil des Forschungsprojektes „Arzneibuch der Deutschen Demokratischen Republik — Arzneimittelstandardisierung", das dem Institut für Arzneimittelwesen der DDR vom Ministerium für Gesundheitswesen übertragen worden war und eine hervorragende Unterstützung durch die pharmazeutische Industrie fand.

Im Rahmen von Verträgen waren daran zahlreiche Wissenschaftlerkollektive aus vielen Bereichen des Gesundheits- und Hochschulwesens und auch Studentengruppen beteiligt.

Zahlreiche bereits bei den Arbeiten für das DAB 7-DDR bewährte Prinzipien blieben auch weiterhin für die 2. Ausgabe des Arzneibuches der DDR bestimmend, wie z. B.

- die Grundzüge der Gliederung des Arzneibuches und der Monografien,
- die Erkennbarkeit der Verschreibungspflicht bzw. Rezeptpflicht aus den Aufbewahrungsvorschriften,
- die Kennzeichnung von Monografien derjenigen Arzneistoffe und Arzneizubereitungen, die dem Suchtmittelgesetz unterliegen.

Dennoch konnte aus einer Reihe von Gründen das DAB 7-DDR nicht einfach durch einen schrittweise vorzunehmenden Austausch der einzelnen Monografien den Erfordernissen angepaßt werden. Vor allem waren es

- die Integration der Forderungen des Compendium Medicamentorum in das Arzneibuch der DDR
- und die durchgängige Rationalisierung der Identitätsprüfungen,

die ein solches Unterfangen unpraktikabel machten.

Die Integration der Forderungen des Compendium Medicamentorum in das Arzneibuch der DDR, 2. Ausgabe, erfolgte auf der Grundlage des vom Komplexprogramm des Rates für Gegenseitige Wirtschaftshilfe ausgehenden Beschlusses des Ministerrates der DDR über die Qualitätssicherung und Standardisierung vom 27. Juni 1973. Die Allgemeinen Bestimmungen des 2. AB-DDR wurden mit den entsprechenden Allgemeinen Bestimmungen des Compendium Medicamentorum abgestimmt. Monografien für Arzneistoffe, die auch im Compendium Medicamentorum enthalten sind, wurden hinsichtlich ihrer Qualitätskriterien in das 2. AB-DDR übernommen. Dabei wurden die Abschnitte „Reinheitsprüfung“ und „Gehaltsbestimmung“ nicht im 2. AB-DDR ausgedruckt, sondern an dieser Stelle wurde auf das Compendium Medicamentorum verwiesen. Damit werden die Qualitätsprüfungen des Compendium Medicamentorum mit der Inkraftsetzung des 2. AB-DDR Bestandteil des nationalen Standardwerkes der DDR.

Die Abschnitte „Beschreibung“ und „Identitätsprüfung“ sowie die Angaben zur Rezeptpflicht, Dosierung und Aufbewahrung wurden wie bei den anderen Monografien ausgedruckt.

Der Abschnitt „Identitätsprüfung“ ist in den gleichlautenden Monografien ein und desselben Arzneistoffes im 2. AB-DDR und im Compendium Medicamentorum nicht deckungsgleich. Unterschiede in der Wahl der Prüfungen resultieren aus der Tatsache, daß sich die Prüfungen des Compendium Medicamentorum vorrangig auf die Gegebenheiten staatlicher und industrieller Kontroll-Laboratorien beziehen, während im 2. AB-DDR die Belange der Industrie und des Apothekenwesens zu berücksichtigen waren. Aus diesem Unterschied ergibt sich in der Verbindlichkeit der Prüfmethoden für den Identitätsbeweis in beiden Standardwerken eine wichtige Konsequenz:

Zur Prüfung der Identität in den staatlichen Kontroll-Laboratorien sowie in den Technischen Kontrollorganisationen der Arzneimittel herstellenden Industrie können sowohl die Vorschriften des Compendium Medicamentorum als auch die des Arzneibuches der DDR angewendet werden. Eine Kombination aus jeweils ausgewählten Einzelprüfungen beider Standardwerke ist allerdings nicht statthaft.

Wie seit Inkrafttreten des DAB 7-DDR wird es auch mit dem Inkrafttreten des 2. AB-DDR zulässig sein, daß sich die Qualitätskontrolle in den Versorgungszentren für Pharmazie und Medizintechnik auf die Abschnitte „Beschreibung“ und „Identitätsprüfung“ beschränkt, wenn an Verschluß und Signatur des Behältnisses er-

kennbar ist, daß der Hersteller oder eine Versorgungseinrichtung die im Arzneibuch geforderte Qualität garantiert. In diesem Fall ist die Identitätsprüfung nach den Vorschriften des 2. AB-DDR durchzuführen, da diese unter Beachtung des Mindestausstattungsnormativs für die Abteilung Qualitätskontrolle der Versorgungszentren optimiert worden sind.
In Fortführung dieser Konsequenz ergibt sich, daß das Compendium Medicamentorum überall dort gebraucht wird, wo Totalprüfungen von Arzneimitteln durchzuführen sind.

Die als I. Lieferung des 2. AB-DDR herausgegebenen 7 Bände sind wie folgt gegliedert:

Band 1:	Allgemeine Bestimmungen, Anlagen
Bände 2 bis 6:	Monografien für Stoffe und Zubereitungen, die in Arzneimitteln und Gesundheitspflegemitteln eingesetzt werden
Band „Rezepturen“:	Monografien für Standard-Rezepturen sowie für Zubereitungen, die zu deren Herstellung erforderlich sind und die ebenfalls im Apothekenwesen hergestellt werden, z.B. Oculentum simplex

Der Teil „Diagnostische Laboratoriumsmethoden“ des DAB 7-DDR bleibt weiterhin gültig, bis er durch eine Neuauflage für das 2. AB-DDR ersetzt wird.
Für Stoffe, die bereits durch eine TGL erfaßt sind, wurde eine weitgehende Äquivalenz der Qualitätsforderungen in den entsprechenden Monografien des 2. AB-DDR angestrebt. Eine unveränderte Übernahme von TGL in das 2. AB-DDR ist auf Grund der oftmals anderslautenden Prüfmethoden, der anderen Reagenzien und des Fehlens von Identitätsprüfungen sowie spezieller, auf die pharmazeutische Verarbeitung zielender Kriterien nicht möglich.
In die I. Lieferung des 2. AB-DDR wurden die Vorschriften des Compendium Medicamentorum (Allgemeine Bestimmungen, Monografien für Arzneistoffe), im folgenden „CM-RGW“ abgekürzt, im Umfang dessen I. bis X. Lieferung integriert. Die Arbeiten für das CM-RGW werden durch das Spezialistengremium „Arzneimittelstandardisierung“ in der Arbeitsgruppe Pharmazeutische Industrie der Ständigen RGW-Kommission für Chemische Industrie kontinuierlich fortgesetzt und in der zeitlichen Abfolge ihrer Fertigstellung dann in künftigen Lieferungen des 2. AB-DDR berücksichtigt werden. Wie für das 2. AB-DDR gilt auch für das CM-RGW das Prinzip, daß die Verbindlichkeit der einzelnen Bestimmungen und Monografien durch die Übereinstimmung der Jahreszahlen in den Impressa und dem Inhaltsverzeichnis ausgewiesen wird.
Der Band „Rezepturen“ wurde unter Berücksichtigung der neuen strukturellen Gegebenheiten im Apothekenwesen durch Bildung der territorialen und ökonomischen Einheit „Versorgungszentrum für Pharmazie und Medizintechnik“ und der Aufgaben, die sich aus der Qualitätssicherung und Qualitätskontrolle zentral gefertigter Standard-Rezepturen ergeben, erarbeitet. Er wird, wie das auch auf die übrigen Bände des 2. AB-DDR zutrifft, durch Fortsetzungslieferungen ergänzt werden. Es werden solche Standard-Rezepturen in das 2. AB-DDR aufgenommen, die ausschließlich im Apothekenwesen und überwiegend zentral hergestellt werden. Nach wie vor werden die Standard-Rezepturen im Arzneimittelverzeichnis ausgedruckt werden, da dieses das Arbeitsmaterial des Arztes darstellt.

Eine Reihe von Monografien für Arzneizubereitungen des DAB-DDR 7 wurde nicht in überarbeiteter Form in das 2. AB-DDR übernommen, da die Arzneizubereitungen entweder inzwischen als Arzneifertigware registriert wurden und ihre Herstellung im Apothekenwesen daher nicht mehr aktuell war oder im Arzneimittelregister gelöscht wurden. Die Monografien „Sirupus Cerasi" und „Sirupus Rubi idaei" sind außer im Band „Rezepturen" auch im Band 6 enthalten, da sie auch als industrielle Produkte bezogen werden. Die Monografie „Aqua ad injectionem" ist ebenfalls nicht nur im Band „Rezepturen", sondern auch im Band 2 enthalten, da Wasser zur Injektion sowohl im Bereich des Apothekenwesens als auch in der pharmazeutischen Industrie hergestelllt wird. Analoges gilt für die Monografie „Injectio Natrii chorati isotonica".
Alle Rezepturen, die im Band „Rezepturen" aufgeführt sind, werden auf dem Etikett mit „SR" gekennzeichnet, z.B. „Oculoguttae Atropini SR" und „Infusio Tromethamoli composita SR".
Für den Band „Rezepturen" gelten die im Band 1 des 2. AB-DDR enthaltenen Allgemeinen Bestimmungen, wobei auf die in den Abschnitten „Bestimmung der Lichtabsorption" und „Bestimmung der optischen Drehung" getroffenen Sonderregelungen hingewiesen sei.
In der Regel werden Identitätsprüfungen für alle Bestandteile angegeben. Analoges gilt für die Gehaltsbestimmung, bei der Hilfsstoffe auch durch physikalische Parameter (z.B. Viskositätsbestimmung bei Hydroxyäthylzellulose enthaltenden Rezepturen) erfaßt werden können. Auf Reinheitsprüfungen wurde in der Regel aus folgenden Gründen verzichtet:

- die eingesetzten Stoffe und Zubereitungen müssen den Forderungen des 2. AB-DDR entsprechen;
- auf mögliche Zersetzungsprodukte wird nicht geprüft, sondern die Verwendbarkeitsfrist so festgelegt, daß im angegebenen Zeitraum bei Befolgung der Vorschriften zur Aufbewahrung noch keine signifikante Zersetzung eintritt.

Bei konsequenter Anwendung des Internationalen Einheitensystems (Système International d'Unités — SI) (1,2) ergeben sich in Abweichung von den bisher gebrauchten Einheiten Änderungen, die in der folgenden Tabelle zusammengestellt sind. Um den künftigen Übergang auf diese Einheiten zu erleichtern, werden sie im 2. AB-DDR in Allgemeinen Bestimmungen bzw. Monografien als Synonyme aufgeführt.

Größenart	SI-Einheit	Umrechnung
Druck	Pascal (Pa)	1 Torr = $1{,}333\,224 \cdot 10^2$ Pa
Dynamische Viskosität	Pascalsekunde (Pa · s)	1 cP = 0,001 Pa · s = 1 mPa · s
Kinematische Viskosität	Quadratmeter je Sekunde ($m^2 \cdot s^{-1}$)	1 cSt = 1 $mm^2 \cdot s^{-1}$
Energie	Joule (J)	1 kcal = 4,19 kJ
Stoffmenge	Mol (mol)	Beispiel: 1 val $Ca^{2\oplus}$ = 1mmol $(Ca^{2\oplus})_{0,5}$

(1) D. Bender und E. Pippig: Einheiten, Maßsysteme, SI; Berlin 1973
(2) R. Fischer, E. Padelt und H. Schindler: Physikalisch-technische Einheiten — richtig angewandt; Berlin 1975

Zusammenfassung und Ausblick

1. Mit der Herausgabe des Arzneibuches der DDR bleiben bewährte Prinzipien der 1. Ausgabe, des DAB 7-DDR, vor allem solche, die das Arzneibuch als umfassendes Standardwerk des Arzneimittelwesens charakterisieren, unverändert.
2. Für die Neuausgabe des Arzneibuches der DDR waren die Rationalisierung der Prüfvorschriften unter Beachtung der Strukturoptimierung in der pharmazeutischen Industrie und der Bildung von Versorgungszentren für Pharmazie und Medizintechnik im Apothekenwesen sowie die Integration der Qualitätsnormative des Compendium Medicamentorum bestimmend.
3. Die Standardisierung diagnostischer Laboratoriumsmethoden wird zunächst im Rahmen des entsprechenden Teiles des DAB 7-DDR fortgesetzt mit dem Ziel, den Standardisierungsgrad auf diesem Gebiet durch die Einbeziehung weiterer Methoden, besonders der Automatenmethoden, zu erhöhen. Dieser Teil des Arzneibuches wird auch Arbeitsergebnisse der Expertengruppe „Standardisierung diagnostischer Laboratoriumsmethoden" sozialistischer Länder berücksichtigen und zu einem späteren Zeitpunkt neu herausgegeben.
4. Vom Zeitpunkt der Verbindlichkeit des neuen Arzneibuches der DDR, 2. Ausgabe, an werden dieses und das Compendium Medicamentorum des RGW die gemeinsame Grundlage für die Arzneimittelkontrolle in der DDR bilden.
5. Das Arzneibuch der DDR berücksichtigt Empfehlungen der Weltgesundheitsorganisation, besonders die für Good manufacturing practice, die auf dem Gebiet der Produktionshygiene durch die Erfüllung von Anforderungen an die mikrobiologische Reinheit der Arzneizubereitungen stufenweise verwirklicht werden sollen.
6. Durch Intensivierung der Stabilitätsprüfungen sollte die mit der neuen Ausgabe der Arzneibuches begonnene stärkere Differenzierung der Verwendbarkeitsfristen von Arzneimitteln fortgesetzt werden, um die Produktion optimaler Losgrößen besonders im Apothekenwesen zu fördern und den Aufwand bei der Reservehaltung zu verringern.
7. Durch die Aufnahme standardisierter Methoden zur toxikologischen Absicherung der Arzneimittel sowie zur Bestimmung der Wirkstoffliberation in das 2. AB-DDR bzw. das Compendium Medicamentorum sollte die Vergleichbarkeit und die Aussage der Ergebnisse auch in den Gutachten für die Registrierung verbessert werden.
8. Den Arbeiten am Compendium Medicamentorum wird eine ständig wachsende Bedeutung zukommen, da die Allgemeinen Bestimmungen und Monografien vorrangig solche Arzneimittel berücksichtigen, die in zweiseitigen Lieferverträgen zwischen den RGW-Mitgliedsländern enthalten sind bzw. in mehrseitigen Spezialisierungsverträgen enthalten sein werden und damit die Spezialisierung und den Warenaustausch zwischen den RGW-Mitgliedsländern fördern.
9. Auch in der Perspektive werden die nationalen Arzneibücher neben dem Compendium Medicamentorum eine Existenzberechtigung haben, da zahlreiche Probleme, wie z.B. national bedingte Besonderheiten des Arzneimittelsortiments oder Festlegungen über Rezeptpflicht und Dosierung, nicht multilateral normiert werden können.

I. Fachtechnische Erläuterungen, Probenahme, Verbindlichkeit

1.0. Nomenklatur

Die Latinisierung der Namen der im Arzneibuch beschriebenen Arzneimittel wurde in Anlehnung an das DAB 7-DDR vorgenommen.
Die Bezeichnungen von der Weltgesundheitsorganisation (WHO), unter denen die Arzneimittel ebenfalls aufgeführt sind, beinhalten
- die vorgeschlagenen internationalen Freinamen (proposed international non-proprietary names);
- die empfohlenen internationalen Freinamen (recommended international non-proprietary names);
- die von der WHO verwendeten Namen in den „Specifications for the quality control of pharmaceutical preparations", World Health Organization Geneva 1967 und dessen Supplement, World Health Organization Geneva 1971.

Wenn der deutsche Monografiename mit der chemischen Bezeichnung übereinstimmt, entfällt die nochmalige Angabe der letzteren, z.B. Kupfer(II)-sulfat.
Einige der im DAB 7-DDR verwendeten Namen für Arzneimittel wurden im 2. AB-DDR den Bezeichnungen der WHO angeglichen, z.B. Benzylphthalazonum hydrochloricum — Talastinum hydrochloricum. Die Anlage 10.0. des 2. AB-DDR enthält ein Verzeichnis der Monografien des DAB 7-DDR, die unter geänderter Bezeichnung im 2. AB-DDR aufgeführt sind.
Die Bezeichnungen relative Atommasse und relative Molekülmasse stimmen mit der TGL 0—1304 vom 1. Januar 1969 überein.
In der deutschen Bezeichnung pflanzlicher Drogen wird analog dem lateinischen Namen der direkt zur Anwendung kommende Teil der Pflanze genannt, z.B. Kamillenblüten, Kümmelfrüchte.

3.0. Volumenangaben, Volumenmessung

Es ist besonders darauf zu achten, daß entsprechend dem Fachbereichstandard TGL 25926, Laborgeräte aus Glas, Volumen-Meßmittel, Technische Lieferbedingungen, Ausg. 12. 72, auf jedem Volumen-Meßmittel u. a. angegeben ist:
- Zahlenangabe des Volumens (außer Volumen-Meßmittel mit Skale);
- Maßeinheit des Volumens;
- Bezugstemperatur, für die das Volumen richtig ist;
- Justierart (Ex = Ausguß oder In = Einguß);
- Kennbuchstabe der Genauigkeitsklasse A, B oder S.

A = eichfähig
B = nicht eichfähig
S = nicht eichfähig (mit verkürzter Ablaufzeit z.B. bei Pipetten = 3 s statt 15 s)

Geeichte Meßmittel sind zusätzlich u. a. mit einem Hauptstempel versehen, der aus dem Eichzeichen [1] und dem Jahreszeichen [2] besteht. Zwei weitere Zahlen geben die Nummer des Bezirkes [3] und die Kennziffer [4] an.

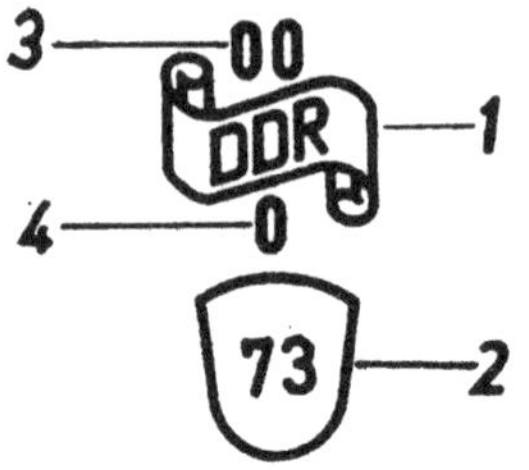

Abb. 1 Hauptstempel auf geeichten Meßmitteln

Beim Eichen wird jedes einzelne eichfähige Meßmittel auf Einhaltung der zulässigen Toleranz geprüft. Bei der normalen Gütekontrolle hingegen wird nur eine Stichprobe geprüft. Umfang der Stichprobe und Art der Prüfung sind in der TGL 25926 generell geregelt. Volumen-Meßmittel der Genauigkeitsklasse A werden mit dem Doppelstichprobenverfahren in Prüfstufe III mit $p\alpha = 2{,}5$ (Meßkolben, Vollpipetten, Blutmischpipetten, Kapillarpipetten, medizinische Spritzen) bzw. mit $p\alpha = 4{,}0$ (Büretten, Meßzylinder, Meßpipetten, Aräometer, Pyknometer) geprüft.
Für alle Volumen-Meßmittel der Genauigkeitsklasse B ist das Einfachstichprobenverfahren in Prüfstufe II mit $p\alpha = 6{,}5$ festgelegt.
In grober Vereinfachung kann man davon ausgehen, daß derartig geprüfte Meßmittel in der Genauigkeitsklasse A maximal etwa 5% und in der Genauigkeitsklasse B bzw. S maximal etwa 13% Abweichungen von der Norm aufweisen können. Die zulässigen Fehlergrenzen für Meßmittel der Genauigkeitsklasse A sind in den betreffenden TGL oder ASMW-VM festgelegt und zum größten Teil auch in diesem Kapitel wiedergegeben.
In der Regel betragen die Fehlergrenzen von Meßmitteln der Genauigkeitsklasse B bzw. S das Doppelte bis Dreifache der der Genauigkeitsklasse A.
Nicht ordnungsgemäß gekennzeichnete Volumen-Meßmittel sind nach der Verfügung Nr. 5/74 des Instituts für Arzneimittelwesen der Deutschen Demokratischen Republik wie solche der Genauigkeitsklasse B zu betrachten. Werden solche nicht gekennzeichneten Geräte im Handel angeboten, so ist ihre Annahme abzulehnen und das Amt für Standardisierung, Meßwesen und Warenprüfung, Fachgebiet Dichte, 63 Ilmenau, Unterpörlitzer Str. 2, zu informieren. Weitere Regelungen sind in der gemeinsamen Richtlinie des Instituts für Arzneimittelwesen der Deutschen Demokratischen Republik und des Amtes für Standardisierung, Meßwesen und Warenprüfung zu Fragen des betrieblichen Meßwesens (Zbl. Pharm., Pharmakother. u. Labor.-Diagn., Berlin **112** (1973), S. 1185) enthalten.

11.0. Grundsätze für die Probenahme

Das Kapitel wurde mit dem CM-RGW abgestimmt. Der folgende Abschnitt gilt für die Anwendung innerhalb der DDR:

„Wenn das Material zur Abpackung oder Weiterverarbeitung bestimmt ist, muß der Inhalt jedes Behältnisses, wie unter „Beschreibung“ und „Identitätsprüfung“ in der jeweiligen Monografie angegeben, geprüft werden.
Alle übrigen Prüfungen werden an Stichproben vorgenommen, deren Umfang in den Abschnitten „Arzneistoffe und Arzneizubereitungen“ sowie „Arzneifertigwaren“ und „Drogen“ festgelegt ist“.

12.0. Verbindlichkeit der Herstellungsvorschriften, Prüfverfahren und Qualitätsforderungen

Die Identitätsprüfung ist entweder nach den Vorschriften des 2. AB-DDR oder nach denen des CM-RGW durchzuführen. Ein Austausch von einzelnen Identitätsprüfungen aus beiden Standardwerken gegeneinander ist nicht statthaft.

II. Beschreibung

1.0. Aussehen

Im DAB 7-DDR wurde zur Beurteilung der Farbe einer festen Substanz diese fein gepulvert. Das hat zwar den Vorteil, daß man einheitlich verfährt und hier z. B. ausschließlich fein gepulverte Substanzen beurteilt. Nachteilig war es aber, daß dadurch nicht mehr das Aussehen der ursprünglich vorliegenden Substanz beurteilt wurde und sich durch das vorangehende Pulvern z. B. der Weißegrad einer Substanz verbessern ließ.
Dem wurde im 2. AB-DDR Rechnung getragen, indem die ungepulverte Substanz beurteilt wird.
In gleicher Weise wurde im Abschnitt

2.0. Geruch

verfahren, indem die unveränderte feste Substanz geprüft wird.
Der Abschnitt

3.0. Geschmack

wurde um die spezielle Prüfung ätherischer Öle verringert, da die Geschmacksprüfung in den Monografien nicht mehr für erforderlich gehalten wurde.

Der Abschnitt

4.0. Löslichkeit

hat eine Veränderung erfahren. Die 6 Löslichkeitsstufen des DAB 7-DDR wurden um die Stufe „mäßig löslich" vermehrt. Damit ist die Tabelle identisch mit der entsprechenden des CM-RGW.
Die Stufe „löslich" bedeutet nach DAB 7-DDR 10 bis 100 Teile Lösungsmittel je Teil Substanz. Nach dem 2. AB-DDR bedeutet die Stufe „löslich" 10 bis 30 und die Stufe „mäßig löslich" 30 bis 100 Teile Lösungsmittel je Teil Substanz.
Wie im DAB 7-DDR werden die Löslichkeitsangaben in den Monografien nicht zur Beurteilung der Substanz herangezogen. Sie sind also nicht gesetzlich verbind-

lich, sondern haben lediglich informatorischen Wert. Die Größe der Löslichkeitsstufen, in der Regel eine Zehnerpotenz, ermöglicht nur eine grobe Orientierung über das Löslichkeitsverhalten. Deshalb wurden im 2. AB-DDR – von wenigen Ausnahmen abgesehen – nur die Löslichkeit in Wasser und Äthanol angegeben. Präzise Angaben zur Löslichkeit in Abhängigkeit von der Temperatur sollten nach wie vor einschlägigen Handbüchern entnommen werden.

III. Physikalische Prüfungen

5.0. Bestimmung der Lichtabsorption

Eine wesentliche Änderung gegenüber dem DAB 7-DDR besteht in der Einführung von Standards für die spektrofotometrischen Bestimmungen. Auf diese Weise werden in Zukunft Fehler, die durch Unterschiede der Meßanordnung hervorgerufen werden, weitgehend ausgeschaltet.
Neu ist auch die Zulassung des Spekols mit Fotozelle des VEB Carl Zeiss Jena für die TKO der Versorgungszentren für Pharmazie und Medizintechnik, sofern es sich um Prüfung der im Band „Rezepturen“ beschriebenen Arzneizubereitungen handelt.
Bedeutend erweitert und konkretisiert wurden die Festlegungen bezüglich der Identitäts- und Reinheitsprüfungen. Die in diesem Abschnitt vorgenommene Grenzziehung zwischen ultraviolettem und sichtbarem Spektralbereich bei 400 nm folgt den Angaben von STACHE (1).
Innerhalb der in den Monografien angegebenen Wellenlängenbereiche wird jeweils das Absorptionsmaximum bzw. —minimum ermittelt und bei dieser Wellenlänge die Extinktion abgelesen.
In Übereinstimmung mit dem entsprechenden Abschnitt des CM-RGW wurde die Bestimmung des Trübungsgrades neu aufgenommen. Im Gegensatz zum CM-RGW wurde allerdings für die Messung der Lichtstreuung der Begriff Nephelometrie, der allgemeinen Charakter hat, durch den Begriff Tyndallometrie ersetzt.
Unterschiede zum CM-RGW bestehen auch hinsichtlich der Bezeichnung der einzelnen Größen des LAMBERT-BEERschen-Gesetzes. Eine Anpassung der Nomenklatur an die der IUPAC (2) ist im 2. AB-DDR noch nicht erfolgt, da eine für die DDR verbindliche Regelung auf diesem Gebiet noch nicht vorhanden ist.

(1) F. STACHE, in: Ausgewählte physikalische Methoden der organischen Chemie, Bd. II, S. 1, Berlin 1963
(2) L. MAY: Applied Spectroscopy, Plainfield 27 (1973), S. 419

8.0. Bestimmung des Schmelzbereiches

Die Vorteile der Bestimmung des Schmelzbereiches mit dem Heiztischmikroskop gegenüber der Kapillarmethode des DAB 7-DDR sind hinreichend bekannt und durch umfangreiche experimentelle Untersuchungen, z. B. (1), und statistische Auswertung der Meßergebnisse bestätigt. Die Vorteile liegen u. a. in der Beobachtung von Schmelz- und Zersetzungsvorgängen bei einer etwa 100fachen Vergrößerung sowie in einer rationellen Arbeitsweise. Weiterhin erfolgt die Regelung des Temperaturverlaufes durch einen Schiebewiderstand gleichmäßiger als die Regulierung der bei der Kapillarmethode erforderlichen Gasflamme. Außerdem erübrigt sich eine

vorherige Trocknung der Substanzen über Silikagel bis auf wenige Ausnahmen (Pilocarpinum hydrochloricum, Vanillinum). Im 2. AB-DDR wird die Bestimmung des Schmelzbereiches unter den Bedingungen der „durchgehenden "Methode durchgeführt, wobei die Substanzproben, deren Schmelzbereich bei einer stetigen Temperatursteigerung von 4 °C/min beobachtet wird, auf den Heiztisch bei Raumtemperatur gebracht werden. Ein Aufbringen der Substanz erst bei einer Temperatur, die 10 °C unterhalb des zu erwartenden Schmelzbereiches liegt, auf den bereits vorgeheizten Heiztisch ist nicht statthaft, da dann die Zeit zwischen dem Aufbringen und dem Beginn des Schmelzens nicht zum reproduzierbaren Temperaturausgleich in beiden Heizkammern ausreicht.
Das Heiztischmikroskop nach Boetius liefert korrigierte Temperaturangaben. Für viele Substanzen werden im 2. AB-DDR Schmelzbereiche angegeben, die in der Regel um 1 bis 3 °C von den Angaben des DAB 7-DDR, meist nach unten, abweichen. Die Gründe sind nicht in einer verminderten Qualität der Substanzen gegenüber den Forderungen des Schmelzbereiches des DAB 7-DDR zu sehen, sondern dadurch bedingt, daß der Schmelzvorgang genauer beobachtet werden kann.
Zur Ermittlung der Identität wird im 2. AB-DDR neben der Bestimmung des Schmelzbereiches auch die Bestimmung von eutektischen Temperaturen mit entsprechenden Testsubstanzen, die in der Anlage 6.0. „Testsubstanzen für die Bestimmung der eutektischen Temperatur", genannt werden, herangezogen. Das entscheidende Identitätskriterium ist der Schmelzbeginn einer eutektischen Mischung; Angaben des Bereiches über die eutektische Temperatur einer Mischung bringen lediglich chargenbedingte Qualitätsunterschiede der Substanz zum Ausdruck. Substanzen mit Kristallwasser, z. B. Aminochincarbamidum dihydrochloricum, sind in einigen Fällen vor der Bestimmung der eutektischen Temperatur zu trocknen, da anderenfalls unscharfe eutektische Temperaturen resultieren können. Falls eine derartige Trocknung erforderlich ist, wird sie in der betreffenden Monografie vorgeschrieben.
Die Bestimmung des Schmelzbereiches besonders empfindlicher bzw. flüchtiger Substanzen, wie z. B. Succinylcholinum chloratum und Ergocalciferolum, wird in der Einschlußküvette nach Fischer vorgenommen.

(1) J. Böttger und B. Göber: Zbl. Pharm., Pharmakother. u. Labor.-Diagn., Berlin **114** (1975), S. 3

9.0. Bestimmung des Siedebereiches

Die Bestimmung wurde hinsichtlich Apparatur und Methode der TGL 23291 Ausg. 8.68 und der entsprechenden RGW-Empfehlung zur Standardisierung von Labor- und Feinchemikalien angeglichen, weil viele pharmazeutisch verwendete Flüssigkeiten auch als Labor- und Feinchemikalien im Handel sind.
Die Apparatur wird im VEB Kombinat Technisches Glas, Ilmenau, hergestellt und unter der Bezeichnung „Siedeapparatur nach RGW-Empfehlung, komplett mit den geeichten Thermometern Nr. 9, 10 und 11" vom zuständigen Versorgungskontor für Maschinenbau-Erzeugnisse gehandelt.
Der Substanzeinsatz ist von 50 auf 100 ml erhöht worden. Es sind daher besonders bei leicht brennbaren Flüssigkeiten, wie z. B. Äther und Benzin, die entsprechenden

ASAO zu beachten. In der Regel werden die gleichen Ergebnisse erhalten wie bei der Bestimmung nach DAB 7-DDR.

12.0. Dünnschichtchromatografische Prüfung

Der wesentlichste Unterschied zum DAB 7-DDR besteht darin, daß bewußt in der Regel an desaktivierten Platten chromatografiert wird. Neuere Ergebnisse zeigen, daß fast alle chromatografischen Prüfungen an diesen Platten vorgenommen werden können. Ausnahmefälle, in denen aktivierte Platten notwendig sind, werden in den Monografien beschrieben, d. h., daß die Substanz vor dem Aktivieren aufgetragen wird. Nach der Vorschrift des DAB 7-DDR wurde mit Platten gearbeitet, die 10 min an der Luft aufbewahrt worden waren und damit teilweise als desaktiviert gelten konnten.
Das Chromatografieren erfolgt in einer vorgeschriebenen Kammer, deren 4 Innenwände Rillen zur Halterung der Platten haben (Normalausführung = N-Kammer). Diese Kammer liefert der VEB Kombinat Technisches Glas, Ilmenau. — Soweit andere Gefäße zur Verfügung stehen bzw. z. Z. benutzt werden, die den Forderungen bezüglich dc Arbeiten des Arzneibuches genügen, können diese auch weiterhin benutzt werden. Bei Neubestellungen sollte auf die erwähnte Normalausführung orientiert werden.
Die Plattengröße wurde auf das international gebräuchliche Format 10 × 20 cm festgelegt. Das Format 20 × 20 cm wird auch zugelassen. Beide Formate lassen sich in der N-Kammer unterbringen.
Adsorptionsschichten aus Kieselgel GF_{254} sind ausschließlich mit dem Streichgerät herzustellen, da sich der im Adsorbens enthaltene Fluoreszenzindikator beim Gießen nicht gleichmäßig in der Schicht verteilt.
Trennschichten werden im 2. AB-DDR auch unter Verwendung von Zellulosepulver hergestellt. Damit konnte die aufwendige PC für Zucker gestrichen werden. Um eine homogene Zelluloseschicht zu erhalten, kann die Suspension 40 s in einem elektrischen Mixgerät homogenisiert oder 3 min kräftig geschüttelt werden.
Die Laufstrecke wurde auf 10 bis 12 cm festgelegt. Abweichungen werden in der jeweiligen Monografie genannt. Zur Sättigung der Kammer werden die Innenwände bis auf einen kleinen Spalt mit Filterpapier ausgekleidet. Es können auch 2 mit Filterpapier bespannte Platten in der Kammer untergebracht werden.
Befinden sich mehrere Dünnschichtplatten gleichzeitig in der Kammer, müssen ihre beschichteten Flächen voneinander abgewandt sein. Diese Forderung leitet sich von den Sättigungsvorgängen in der Kammer ab. Die gegenseitige Beeinflussung von Adsorptions- bzw. Verteilungsverhältnissen über die Dampfphase bei Schichten, die sich gegenüberstehen, ist experimentell nachgewiesen.
Wird in der Monografie zur Detektion UV-Licht vorgeschrieben, ohne daß dessen Wellenlänge angegeben wird, ist damit solches der Wellenlänge von 366 nm gemeint. UV-Licht der Wellenlänge von 254 nm, das häufig bei der Detektion durch Fluoreszenzlöschung notwendig ist, erfordert eine Niederdrucklampe. Nur durch Vorschalten von Filtern erhält man diese Wellenlänge nicht.
Als Adsorbentien werden in der Regel Kieselgel G (nach STAHL) und in verstärktem Maße Kieselgel GF_{254} (nach STAHL) verwendet. Daneben kommen Kieselgur, z.B.

für die Prüfung der Herzglykoside, und Zellulosepulver für die Prüfung der Zucker vor.

Zur Identitätsprüfung werden als Testsubstanzen, die gleichzeitig als Bezug für die Berechnung der R_X-Werte dienen, verwendet

- Vergleichssubstanzen, bei denen es sich überwiegend um identische Substanzen handelt und die vom Institut für Arzneimittelwesen der Deutschen Demokratischen Republik zu beziehen sind,
- Substanzen aus der gleichen chemischen Gruppe wie die zu prüfende Substanz,
- in wenigen Fällen Farbstoffe.

Die beiden letzten Gruppen zeigen gleiches oder ähnliches chromatografisches Verhalten. Bei der Ausarbeitung der Prüfvorschriften wurde im Sinne der Reproduzierbarkeit immer davon ausgegangen, daß die R_F-Werte von Substanz und Testsubstanz möglichst eng beeinander liegen.

R_X-Werte von 1 wurden bewußt in der Monografie nicht als Zahl festgelegt. Es heißt dann nur: Substanz und Testsubstanz müssen hinsichtlich R_F-Wert übereinstimmen. Auftretende Abweichungen sind methodisch bedingt, im allgemeinen sehr klein und können daher vernachlässigt werden.

13.0. Papierchromatografische Prüfung

Der Abschnitt ist weitgehend identisch mit dem des DAB 7-DDR. Die Abschnitte „Klimatisierung" und „Markierung der Flächen" wurden präzisiert; der Abschnitt „Detektion radioaktiver Substanzen" wurde ergänzt.

Im Hinblick auf die Anwendung rationeller Analysenmethoden im 2. AB-DDR wurde der Umfang der pc Prüfungen zugunsten von dc Prüfungen wesentlich reduziert.

14. 0. Gaschromatografische Bestimmung

Neben der sogenannten 100 %-Methode wurde insbesondere zur Bestimmung von Bestandteilen ätherischer Öle zusätzlich die Gehaltsbestimmung mit Hilfe eines sogenannten inneren Standards ins 2. AB-DDR aufgenommen.

Hierbei wird der zu untersuchenden Mischung eine Substanz zugesetzt, deren Peak an einer vorher unbesetzten Stelle im Chromatogramm erscheint. Außer der Probe, der eine bekannte Menge des inneren Standards zugesetzt wurde, wird eine Vergleichslösung, die bekannte Mengen des inneren Standards und der zu bestimmenden Komponenten der Probe enthält, zur Bestimmung herangezogen. Dadurch wird der Fehler der substanzspezifischen Detektorempfindlichkeit eliminiert. Trotz sorgfältiger Auswahl des inneren Standards kann nicht ausgeschlossen werden, daß gelegentlich die Probe schon einen Bestandteil mit der gleichen Retentionszeit wie die des inneren Standards enthält. Dies ist in jedem Falle zu überprüfen und gegebenenfalls durch Verwendung der korrigierten Formel zu berücksichtigen. Diese Methode bietet weiterhin den Vorteil, daß die Auswertung allein über die Peakhöhen erfolgen und damit auf die aufwendige und weniger genaue Bestimmung der Peakbreiten verzichtet werden kann.

IV. Kennzahlen

1.0. Bestimmung der Alkalifarbzahl

Verdorbene Lipide geben mit äthanolischer Kalilauge beim Erhitzen eine gelbe Färbung, deren Farbstärke im Spektrofotometer gemessen wird. Für die Färbung sind vorwiegend mehrfach ungesättigte Karbonylverbindungen mit konjugierten Doppelbindungen oder eine α-Dikarbonylgruppierung oder beim Erhitzen entstandene Oxypolymere verantwortlich. Die angegebene Meßzeit ist einzuhalten, da die Gelbfärbung nicht beständig ist. KÜHN und HORSCH (1) empfahlen diese Prüfung in Verbindung mit der Benzidinzahl und den übrigen Kennzahlen zur Qualitätsbeurteilung für Lipide, die einer Hitzebelastung ausgesetzt werden und danach noch brauchbar sein sollen.
Die Bestimmung der Alkalifarbzahl und die der Benzidinzahl werden bei Oleum Arachidis und Oleum Ricini zusätzlich vorgeschrieben, sofern eine Heißluftsterilisation dieser Öle vorgesehen ist.

(1) H. KÜHN und W. HORSCH: Pharmazie, Berlin 28 (1973), S. 529

2.0. Bestimmung der Benzidinzahl

Die Umsetzung von Benzidin mit reaktiven Karbonylverbindungen führt zu gefärbten Azomethinen, die weitere Polymerisations- und Kondensationsreaktionen eingehen können.
Die angegebene Zeit ist einzuhalten, da die Extinktion nach 10 min noch zunehmen kann.
Bei direkter Sonnenlichteinwirkung erfolgt ein unkontrollierter Extinktionsanstieg.
Die Benzidin-RL** ist erst nach 2 h zu verwenden, da bei frisch hergestellten Lösungen mitunter innerhalb der ersten beiden Stunden eine Abnahme des Blindwertes beobachtet wurde. Um keine zu hohen Blindwerte zu erhalten, ist das Benzidin, wie in der Anlage 2.0. angegeben, gegebenenfalls durch Umkristallisieren zu reinigen. Bei der Prüfung von Rizinusöl wurde statt der gelben eine grünliche Mischfarbe erhalten. Die Prüfung wurde von KÜHN und HORSCH (1) empfohlen.
Vgl. auch IV, 1.0.

(1) H. KÜHN und W. HORSCH: Pharmazie, Berlin 27 (1972), S. 337, 563

V. Identitätsprüfung

1.0. Allgemeines

Die Identitätsprüfung erfolgt — abweichend von bisherigen Festlegungen im DAB 7-DDR — innerhalb 5 min durch seitliche Betrachtung bei diffusem auffallendem Tageslicht, d. h. in der Richtung des einfallenden Lichts gegen einen mattweißen, bei Vorliegen weißer Trübungen gegen einen mattschwarzen Hintergrund. Insgesamt werden im 2. AB-DDR folgende Betrachtungsmöglichkeiten angewendet:

Durchführung	*Formulierung*	*Anwendung*
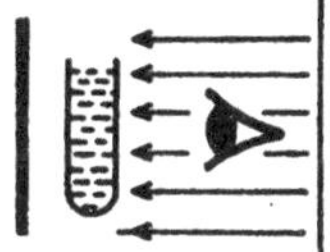	im auffallenden Licht gegen einen mattweißen oder mattschwarzen Hintergrund	Identitätsprüfung
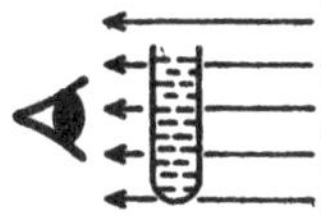	im Gegenlicht	z.B. Beschreibung der Tinkturen
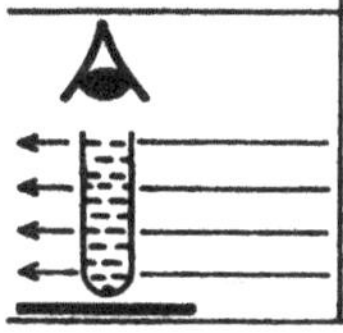	von oben her durch die ganze Flüssigkeitsschicht gegen einen mattweißen oder mattschwarzen Untergrund	Reinheitsprüfungen (Ausnahme Farbe der Lösung; Vergleichsprobe)

Abb. 2 Betrachtungsweisen im 2. AB-DDR

VI. Reinheitsprüfung

1.0. Allgemeines

Die Reagenzien sind nicht nur in der angegebenen Reihenfolge zuzusetzen, sondern es ist auch nach jedem Reagenzzusatz zu mischen, sofern nicht ein Überschichten, z. B. bei der Prüfung auf Nitrat-Ionen, oder ein Unterschichten, z. B. bei Bismutum subsalicylicum, vorgeschrieben ist. Die Geruchsprüfung ist unverzüglich, nicht erst nach der sonst üblichen Wartezeit von 5 min, vorzunehmen. Die Betrachtung erfolgt bei Farbvergleichslösungen (vgl. VI, 3.0.) und bei in Monografien beschriebenen speziellen Farbvergleichslösungen nicht von oben, sondern von der Seite (vgl. II. Beschreibung). Diese Betrachtungsweise gilt nur für die „Prüfung auf Farbe" (vgl. VI, 3.0.) mit Ausnahme des Falles, wenn in der Monografie Farblosigkeit gefordert wird. Die bei der Prüfung auf alkalisch oder sauer reagierende Verunreinigungen erhaltene Färbung wird innerhalb 15 s beurteilt. Farbstärken, die z.B. bei Phenolphthalein vom schwachen Rosa bis zum tiefen Rotviolett reichen können, bleiben dabei unberücksichtigt.

2.0. Prüfung auf unlösliche Verunreinigungen

Die Prüfung auf Fasern wurde durch die Forderung, im Gegenlicht zu betrachten, präzisiert.

3.0. Prüfung auf Farbe

Im Gegensatz zum DAB 7-DDR werden gefärbte Lösungen durch seitliche Betrachtung bei diffusem auffallendem Tageslicht gegen einen mattweißen Hintergrund geprüft.
Die Dichromat-FL wurde neu eingeführt und die Konzentration der Eisen-, Kobalt- und Kupfer-FL verändert, um Mischungen herstellen zu können, die den in der analytischen Praxis vorkommenden Lösungen besser angenähert sind. Aus den 4 Farblösungen werden die 4 Farbvergleichslösungen B 7, Ge 7, Gr 7 und R 7 hergestellt, wozu am günstigsten 50-ml-Büretten bzw. 10-ml-Feinbüretten und 100-ml-Meßkolben verwendet werden können. Die Meßgeräte und die Reagenzgläser bzw. Ampullen sind gründlich mit Chromschwefelsäure zu reinigen, da andernfalls vor allem die schwächeren Farb-VL blaustichig und unbrauchbar werden können. Die üblicherweise vorkommenden Verunreinigungen von Substanzen liegen im Bereich der Farb-VL 1 bis 4, die höheren Stufen werden hauptsächlich zur Beurteilung von organischen Verunreinigungen bei der Schwefelsäureprobe herangezogen. Spezielle

Mischungen sind nur noch für wenige gefärbte Lösungen, z. B. die von Pholedrinum sulfuricum und Thymolum, erforderlich. Für die Beurteilung ist die Farbintensität ausschlaggebend, da eine Farbtongleichheit oft nur angenähert erreicht werden kann.

4.0. Prüfung auf Ammonium

Methode I

Das Lackmuspapier wird auf ausreichende Empfindlichkeit geprüft (s. Anlage 2.0., Indikatorpapier), da diese bei längerer oder ungünstiger Lagerung abnimmt.

Methode II

Der Nachweis mit dem von Winkler modifizierten Neßler-Reagenz aus Quecksilber(II)-jodid, Kaliumbromid und Kalilauge besitzt eine größere Empfindlichkeit und wurde z. B. in der Monografie Natrium bromatum vorgeschrieben. Das Verfahren gestattet eine halbquantitative Auswertung.

5.0. Prüfung auf Arsen-Ionen

Die Aktivierung des Zinks wird vorgeschrieben, da einzelne Zinkchargen anderenfalls bei der Prüfung nicht in ausreichendem Maße Wasserstoff entwickeln, was eine schlecht reproduzierbare Färbung des Quecksilber(II)-bromidpapiers zur Folge haben kann.
Die Konzentrationen der Arsen-VL und der konzentrierten Arsen-VL wurden geändert.

7.0. Prüfung auf Chlorid-Ionen

Die Konzentrationen der Chlorid-VL und der konzentrierten Chlorid-VL wurden geändert.
Die Mischung ist vor hellem Licht geschützt stehenzulassen, um die Reduktion des Silberchlorids zu verhindern.

8.0. Prüfung auf Eisen-Ionen

Die Prüfung wird bei einem pH-Wert im Bereich von 8 bis 10 durchgeführt, für dessen Bestimmung Universalindikatorpapier „Unitest" zu verwenden ist.
Die konzentrierte Eisen-VL wird im Gegensatz zum DAB 7-DDR aus Eisen(III)-ammoniumsulfat hergestellt.

9.0. Prüfung auf Kalium-Ionen

Die Vergleichsproben wurden geändert, damit die selten gebrauchte Kalium-VL aus der oft gebrauchten konzentrierten Sulfat-VL, die Kaliumsulfat enthält, hergestellt werden kann.

13.0. Prüfung auf Nitrat-Ionen

Die Lösung wird so auf das Reagenz geschichtet, daß sich beide Flüssigkeiten zum Teil mischen. Die Nachweisgrenze, die im DAB 7-DDR 100 μg $NO_3^{\ominus}$ betrug, wird dadurch auf 5 μg $NO_3^{\ominus}$ herabgesetzt.

15.0. Prüfung auf Schwermetall-Ionen

Obwohl die Natriumsulfid-RL und die Schwefelwasserstoff-RL gemäß Anlage 2.0. geprüft werden, kommt es vor, daß die Blind- oder Vergleichsprobe eine geringe Trübung zeigt. Das wird in den Monografien durch die Formulierung „ ... und gegebenenfalls keine stärkere Trübung als die Blind- bzw. Vergleichsprobe zeigen ...“ berücksichtigt.

16.0. Prüfung auf Sulfat-Ionen

Um die Prüfung zu vereinfachen, wird anstelle der getrennten Zugabe von 1,00 ml Bariumchloridlösung und 10 Tropfen 3 N Salzsäure 1,50 ml Bariumchlorid-Salzsäure-RL verwendet.

19.0. Bestimmung des Trocknungsverlustes

Im 2. AB-DDR wird für die Bestimmung des Trocknungsverlustes überwiegend die Trocknung während einer bestimmten Zeit vorgeschrieben.
Untersuchungen zeigten, daß bei der überwiegenden Zahl der Substanzen eine Trocknungszeit von 2 bis 3 h ausreicht, um Massekonstanz zu erreichen. Damit entfällt für den Prüfer in diesen Fällen die Kontrolle der Massekonstanz und damit die Wiederholung der Wägung.
Daneben wird weiterhin im Arzneibuch die Trocknung bis zur Massekonstanz vorgeschrieben, wenn die bis zum Erreichen der Massekonstanz der Substanz erforderliche Trocknungszeit von der Größe des Trocknungsverlustes abhängig ist und damit keine bestimmte Zeit festgelegt werden kann.
Im Arzneibuch wird die Trocknung über eine bestimmte Zeit und bis zur Massekonstanz vorgeschrieben, wenn eine Mindesttrocknungszeit bekannt ist, nach der Massekonstanz erreicht wird. Die Zahl der notwendigen Wägungen wird durch diese Angaben reduziert.
In den beiden letztgenannten Fällen muß die Massekonstanz vom Prüfer kontrolliert werden.
Auch im Abschnitt Identitätsprüfung wurde bei Derivaten, bei denen zum Zweck der Schmelzbereichsbestimmung eine Trocknung vorgeschrieben ist, die Angabe der erforderlichen Trocknungszeit zum Prinzip gemacht.
Zur Bestimmung des Trocknungsverlustes im Zusammenhang mit der Gehaltsbestimmung s. Kapitel VII, 1.0.

VII. Gehaltsbestimmung

1.0. Allgemeines

Im 2. AB-DDR wird für Gehaltsbestimmungen überwiegend die ungetrocknete Substanz verwendet. Damit besteht die Möglichkeit, die Bestimmung des Trocknungsverlustes und die Gehaltsbestimmung gleichzeitig vornehmen zu können. Zum anderen sind bestimmte getrocknete Substanzen stark hygroskopisch, so daß deren Einwaage für die Gehaltsbestimmung zu Schwierigkeiten führt.
Der Gehalt wird auf die unter den vorgeschriebenen Bedingungen getrocknete Substanz bzw. unter Berücksichtigung des ermittelten Wassergehaltes berechnet. Dabei beeinflußt der bei der Ermittlung des Trocknungsverlustes bzw. Wassergehaltes entstandene Prüffehler unmittelbar das Ergebnis der Gehaltsbestimmung. Die Verwendung des Mittelwertes aus 2 Bestimmungen, wobei die Differenz zwischen 2 Auswaagen bei der Bestimmung des Trocknungsverlustes höchstens 0,0020 g betragen darf, soll die Größe des Prüffehlers begrenzen.
Nach Kapitel I, 2.0. dürfen die Einwaagen bei der Bestimmung des Trocknungsverlustes unter Beachtung der geforderten Genauigkeit um $\pm$ 10% von der angegebenen Menge abweichen, so daß die bei der Ermittlung des Trocknungsverlustes erhaltenen Auswaagen auf gleiche Einwaagen zu berechnen sind. Erst dann wird die Differenz gebildet.

2.0. Bestimmung des Äthanolgehaltes

Die Bestimmung wurde unter Berücksichtigung des Fachbereichstandards TGL 25195, Ausg. 12. 69 für die Spirituosenindustrie überarbeitet. Im Gegensatz zum DAB 7-DDR, das ein Einwägen der Probe vorschrieb, wird im 2. AB-DDR die Probemenge in der Regel mit einer 25-ml-Vollpipette der Genauigkeitsklasse A bei 20,0 °C abgemessen. Damit werden Verluste durch Verdunsten vermieden.
Der Gehalt wird in Vol.-% angegeben. Das ist in ausländischen Arzneibüchern, im Bereich der Spirituosenindustrie sowie bei Arzneifertigwaren und Gesundheitspflegemitteln schon länger üblich. Die im DAB 7-DDR vorgeschriebene Apparatur erwies sich für die Destillation stark schäumender Flüssigkeiten in einigen Fällen als wenig geeignet. Sie war primär zur Siedebereichsbestimmung vorgeschrieben und wird in Folge der Einführung einer neuen Apparatur nicht mehr gebraucht. Die Apparatur des 2. AB-DDR ist größer und kann den Destillationsaufsatz nach Reitmair aus einem Stück, wie in der Abbildung dargestellt, oder nach dem Baukastenprinzip aus zwei Schliffbauteilen K 5 und einem Schliffbauteil A 10 nach der TGL 25930, Ausg. 9. 74. zusammengesetzt enthalten. Der Kühlervorstoß ist als Schliffbauteil H 1 TGL 25930 (jedoch mit Ansatzrohr d 1 = 6,5 mm) normiert. Er kann auch

durch ein Reduzierstück und einen Kühlervorstoß mit NS 14,5 ersetzt werden, dessen Rohr durch ein Glasrohr von etwa 6 mm ∅ verlängert wurde. Der Schlangenkühler erwies sich als am besten geeignet. Mit einem Dimrothkühler wurden dagegen Werte erhalten, die bis zu 2,7 Vol.-% zu niedrig lagen. Die angeführten Bauteile können unter der angegebenen Bezeichnung beim Fachhandel bestellt werden. Das Abmessen der Probe und die Dichtebestimmung müssen bei der vorgeschriebenen Temperatur und sehr präzise vorgenommen werden. Geringe Mengen von ätherischem Öl, die das Destillat trüben, brauchen nicht durch Schütteln mit Talk entfernt zu werden, da sie die Bestimmung nicht maßgeblich beeinflussen und außerdem durch Filtrieren der Mischung Äthanolverluste entstehen würden. Falls das Destillat größere Mengen ätherisches Öl enthält, z. B. bei der Prüfung von Spiritus Menthae piperitae, wird die Extraktion mit Petroläther vorgeschrieben. Wenn die Apparatur mit ätherischem Öl erheblich verunreinigt ist, kann sie durch Destillieren von 25 ml Äthanol (70 Vol.-%) und 50 ml Wasser gereinigt werden.

6.0. Bestimmung des Wassergehaltes, Methode II

Zusätzlich wurde festgelegt, daß 12 h gewartet wird, bevor das Volumen abgelesen wird. Bei Zusatz von Natriumlaurylsulfat kann die Wartezeit entfallen.

7.0. Bestimmung von Halogen und Schwefel nach Schöniger

Methode I

Die Einstellung des pH-Wertes der Absorptionsflüssigkeit mit 0,1 N Salpetersäure auf 3,6 hat den Vorteil, daß als Indikator 2.4-Dinitrophenol verwendet werden kann, dessen gelbe Lösung beim pH-Wert 3,6 farblos wird. Es ist zu beachten, daß bei der Herstellung der 0,01 N Quecksilber(II)-nitratlösung weniger Salpetersäure als nach DAB 7-DDR verwendet wird.

Methode II

Die zeitaufwendige argentometrische Bestimmung mit potentiometrischer Bestimmung des Endpunktes wird durch die Oxydation zum Jodat und anschließende jodometrische Bestimmung abgelöst.

$$J_2 + 5Br_2 + 6\,OH^{\ominus} \rightarrow 2\,JO_3^{\ominus} + 10\,Br^{\ominus} + 6\,H^{\oplus}$$

$$2\,JO_3^{\ominus} + 10\,J^{\ominus} + 6\,H^{\oplus} \rightarrow 6\,J_2 + 6\,OH^{\ominus}$$

Methode III

Sulfonazo III zeigt einen besser erkennbaren Indikatorumschlag als Thorin. Die Bestimmung der Sulfat-Ionen muß allerdings in einer Azeton-Wasser-Mischung vorgenommen werden. Bei der Oxydation von Alkalisalzen organischer Verbindungen kann ein Teil des entsprechenden Kalisalzes auf dem Verbrennungskontakt haften bleiben. In diesen Fällen ist der Kontakt zunächst mit Wasser zu spülen.

10.0. Maßanalytische Bestimmungen

10.0.1. Allgemeines

Die bei der Gehaltsbestimmung ermittelten Werte werden unmittelbar von der Richtigkeit der Angabe der Normalität bzw. Molarität der Maßlösung beeinflußt. Die Forderung nach Durchführung von 3 gegenüber 2 Bestimmungen im DAB 7-DDR für die Mittelwertbildung bei der Ermittlung des Faktors der Maßlösung soll diese Tatsache besser berücksichtigen. Die Erhöhung der zulässigen Abweichung zwischen niedrigstem und höchstem Ergebnis bei der Ermittlung des Faktors der Maßlösung auf 0,3% befindet sich mit dem in der praktischen analytischen Tätigkeit Erreichbaren in Übereinstimmung. Im DAB 7 (D.L.)-DDR wird analog verfahren.
Bei der Verwendung organischer Lösungsmittel oder Reagenzlösungen ist ein Verbrauch an Maßlösung durch diese zu berücksichtigen. Wird die Durchführung eines Blindversuches in der Monografie nicht ausdrücklich gefordert, so besteht die Möglichkeit der Wahl zwischen Blindversuch und Verwendung der nach Zusatz des Indikators mit Maßlösung bis zum Farbumschlag versetzten organischen Lösungsmittel oder Reagenzlösungen zum Lösen der zu prüfenden Substanz.

10.0.8. 0,1 N Natriummethoxidlösung

Mit der Einführung des Titranten Natriummethoxid werden eine Anzahl von schwach aziden Arzneisubstanzen der Gehaltsbestimmung zugänglich. Für andere Stoffe führt die wasserfreie Titration mit Natriummethoxidlösung zu einer genaueren Bestimmung bzw. zu einer Herabsetzung des zeitlichen Aufwandes bei der Gehaltsbestimmung.
Die Bestimmung schwacher Säuren im wasserfreien Milieu ist heute in der Mehrzahl der Arzneibücher verwirklicht. Der Titrant ist stark kohlendioxid- und feuchtigkeitsempfindlich, so daß in einer Stickstoffatmosphäre titriert werden muß.
Der vorgeschriebene schwache Stickstoffstrom sollte auf dem Handrücken gerade wahrgenommen werden oder an den Lippen deutlich spürbar sein. Dieser Schutz wird in der Literatur und im allgemeinen auch in anderen Pharmakopöen vorgeschrieben.
Es wurde beobachtet, daß der Faktor der Maßlösung während der Lagerung gering ansteigt, wahrscheinlich hervorgerufen durch Verdunstung des Lösungsmittels. Hahnfett wird durch die benzolische Komponente der Maßlösung schnell gelöst, so daß ein Fetten des Bürettenhahnes wenig sinnvoll ist. Nach beendeter Titration ist der Bürettenhahn zu säubern, um ein Festbacken des Hahnes durch die alkalische Lösung zu vermeiden.

10.0.8. 0,1 N Natriumnitritlösung

Die Aufnahme der 0,1 N Natriumnitritlösung in das 2. AB-DDR erfolgte im Zusammenhang mit der Überarbeitung der Monografien für Sulfanilamide. Dabei hat sich ergeben, daß sowohl die im DAB 7-DDR gewählten bromatometrischen als

auch argentometrischen Methoden hinsichtlich Präzision und Arbeitsaufwand gegenüber der nitritometrischen Gehaltsbestimmung im Nachteil sind. Diese Methode beruht auf der Diazotierung der primären aromatischen Aminogruppe mit 0,1 N Natriumnitritlösung in salzsaurem Milieu.
Der Zusatz von Kaliumbromid zur Titrationslösung wirkt reaktionsbeschleunigend. Um einen lokalen Überschuß an salpetriger Säure, der zum Entstehen von Stickoxiden führt, zu vermeiden, ist die zu titrierende Lösung gut zu rühren und die Titration besonders in der Nähe des Äquivalenzpunktes mit angemessener Geschwindigkeit durchzuführen. Das in einigen Pharmakopöen vorgeschriebene Titrieren bei tieferen Temperaturen erwies sich als nicht erforderlich.
Die Titration wird visuell mit Tropäolin 00-I* als Indikator durchgeführt. Tropäolin 00 ist im sauren Medium rotviolett gefärbt und schlägt bei einem Überschuß an Natriumnitritlösung nach Farblos bis schwach Gelb um. Während die Diazotierung des primären aromatischen Amins irreversibel verläuft, erfolgt die Umsetzung der salpetrigen Säure mit dem Indikator in reversibler Reaktion.
In einigen Fällen ist eine visuelle Titration nicht möglich. Hier erfolgt die Endpunktbestimmung elektrometrisch. Die an den polarisierbaren Elektroden eingestellte Potentialdifferenz vergrößert sich während der Titration noch geringfügig. Nach Erreichen des Äquivalenzpunktes fallen die gemessenen Potentiale deutlich ab. In der Nähe des Äquivalenzpunktes erfolgt der Potentialabfall im allgemeinen linear mit der zugesetzten Nitritmenge.
Bei der Aufbewahrung in Braunglasflaschen zeigt die 0,1 N Natriumnitritlösung selbst nach mehrwöchigem Stehen keine Änderung des Titers.

11.0. Bestimmung von Kationen durch Ionenaustausch

Der Ionenaustausch mittels Wofatit KPS wird zur komplexen Kontrolle des Gehaltes an Kationen in Elektrolyt-Infusionslösungen sowie bei der Bestimmung von Sulfoguajakol-Kalium, Natriumlaktatlösung und Natriumnitrat benutzt.
Der erhebliche Zeitaufwand für das Regenerieren der Säule wird dadurch wesentlich verringert, daß 10 Bestimmungen, die 300 ml 0,1 N Kalilauge entsprechen, hintereinander durchgeführt werden können, ehe erneut regeneriert werden muß.

VIII. Aufbewahrung

2.0. Begrenzung der Aufbewahrungszeit von Arzneimitteln

Monografien können unter der Überschrift „Aufbewahrung" bezüglich der Aufbewahrungszeit folgende Angaben enthalten:

— Regelfall: keine speziellen Angaben
Die Wiederholungsprüfung wird nach 5 Jahren vorgenommen, wofür der Prüfer nach eigenem Ermessen aussagekräftige Prüfungen der Monografie auswählt. Nach Ablauf weiterer 5 Jahre erfolgt Ausschluß von der Verwendung als Arzneimittel.

— Spezielle Angaben

Beispiel 1: „Höchstens 10 Jahre".
Der Ausschluß von der Verwendung als Arzneimittel geschieht nach Ablauf von 10 Jahren. Zwischenzeitliche Wiederholungsprüfungen entfallen.

Beispiel 2: „Die Substanz ist mindestens in Abständen von 2 Jahren nach [*d*] zu prüfen."
Die Wiederholungsprüfung nach [*d*] wird in Abständen von jeweils 2 Jahren über einen Zeitraum von höchstens 10 Jahren durchgeführt.
Außerdem ist die beim Regelfall zitierte Wiederholungsprüfung durchzuführen.

Im DAB 7-DDR galt in Übereinstimmung mit dem Arzneimittelgesetz die Regelung, daß alle Stoffe und Zubereitungen, die im Arzneibuch beschrieben sind, 5 Jahre aufbewahrt werden dürfen, soweit nichts anderes bestimmt oder deklariert ist. Diese Arzneimittel durften jeweils weitere 5 Jahre aufbewahrt werden, wenn durch eine Prüfung nach den Vorschriften des Arzneibuches die Arzneibuchqualität bestätigt wurde.
In dem Bestreben, die Verwendbarkeitsfristen in Übereinstimmung mit den Eigenschaften der Stoffe und Zubereitungen stärker zu differenzieren, um die Produktion optimaler Losgrößen besonders im Apothekenwesen zu fördern, den Aufwand bei der Reservehaltung zu verringern und auch den Prüfaufwand einzuschränken, wurden umfangreiche Stabilitätsprüfungen durchgeführt, deren erste Ergebnisse sich u. a. auch in Verwendbarkeitsfristen widerspiegeln, die über dem Zeitraum von 5 Jahren liegen.
Die Stabilitätsprüfungen werden fortgesetzt und werden besonders im Band „Rezepturen" zur Veränderung der dort angegebenen Verwendbarkeitsfristen führen können.

IX. Dosierung

1.0. Allgemeines

Die Umrechnung der Einzel- und Tagesmaximaldosis auf die für Säuglinge und Kinder ist vereinfacht worden. Statt 13 Altersstufen sind nur 7 angegeben. Im Normalfall gilt die Spalte A. Bei Arzneimitteln, auf die der kindliche Organismus entwicklungsbedingt besonders empfindlich reagiert, gelten für Kinder nur die in Spalte B angegebenen, reduzierten Maximaldosen.
Darauf wird in den betreffenden Monografien wie Aethylmorphinum hydrochloricum, Extractum und Tinctura Opii, Opium pulveratum, Chlornidinum hydrochloricum, Cyclophosphamidum, Chloramphenicolum, Methylthiourazilum und Talastinum hydrochloricum hingewiesen.
Für Dipiproverinum hydrochloricum sind in der Monografie Maximaldosen für die rektale Anwendung angegeben, da in diesem Falle die Maximaldosen für die subkutane oder intramuskuläre Injektion nicht denen der rektalen Anwendung gleichgesetzt werden können. Für die rektale Anwendung ist in diesem Falle eine höhere Dosierung erforderlich.
Für Depot- bzw. Retardformen werden die im Arzneimittelverzeichnis angegebenen höchsten therapeutischen Dosen als Maximaldosen verbindlich erklärt.

X. Biologische Prüfung (1)

1.0. Bestimmung der Antibiotika

Die Bestimmung der Antibiotika, die bereits 1970 unter Berücksichtigung des entsprechenden Abschnittes des CM-RGW für das DAB 7-DDR überarbeitet worden ist (2), wurde in dieser Form unverändert in das 2. AB-DDR übernommen. Die im CM-RGW für die biologische Wertbestimmung der Antibiotika vorgesehenen 3 Kulturmedien wurden ebenfalls in das 2. AB-DDR aufgenommen. Es handelt sich dabei um 2 Kulturmedien für Bakterien, die sich nur durch den pH-Wert und den Agar-Gehalt voneinander unterscheiden, und eines für Pilze.

(1) H. DRESSEL, M. THONKE, H. G. GÖTZ und H.-J. JACKER: Zbl. Pharm., Pharmakother. u. Labor.-Diagn., Berlin **110** (1971), S. 1151

(2) H. DRESSEL, M. THONKE, W. ODEBRECHT und M. H. A. HEICKAL: Zbl. Pharm., Pharmakother. u. Labor.-Diagn., Berlin **112** (1973), S. 945

2.0. Prüfung auf histaminähnlich wirkende Verunreinigungen

Die im DAB 7-DDR als „Prüfung auf blutdrucksenkende Verunreinigungen“ bezeichnete Vorschrift dient zum Nachweis von histaminähnlich wirkenden Stoffen, die für das Zustandekommen von Allergien von Bedeutung sein können. Die Tatsache, daß diese Substanzen bereits in geringsten Spuren zu einer Blutdrucksenkung führen, ermöglicht ihren Nachweis auf tierexperimentellem Wege, steht aber nicht in unmittelbarem Zusammenhang mit den unerwünschten Wirkungen dieser Verunreinigungen, die beim Menschen auftreten können. Diese Prüfung wird deshalb wie im CM-RGW als „Prüfung auf histaminähnlich wirkende Verunreinigungen“ bezeichnet.

Es hat sich herausgestellt, daß Prüfungen an nur einer Katze ausreichend sind.

3.0. Prüfung auf pyrogene Verunreinigungen

Der aus einer ausgewählten und an einer großen Anzahl von Kaninchen geprüften Charge Natriumnukleinat bestehende Pyrogen-Standard DAB 7-DDR (1,2,3), der zur Prüfung der Kaninchen auf Pyrogenempfindlichkeit dient, wurde auch in das 2. AB-DDR übernommen. Es muß betont werden, daß verschiedene Chargen Natriumnukleinat unterschiedliche pyrogene Aktivität besitzen, so daß die Verwendung beliebiger Chargen des handelsüblichen Natriumnukleinats zu einer falschen Beurteilung der Pyrogenempfindlichkeit der Kaninchen führen kann.

(1) H. DRESSEL: Arzneimittelstandardisier., Inform.-Dienst, Berlin **4** (1963), S. 279

(2) H. DRESSEL und H.-J. JACKER: Arzneimittelstandardisier., Berlin **7** (1966), S. 313

(3) H. DRESSEL und H.-J. JACKER: Acta pharmac. jugosl., Zagreb **22** (1972), S. 137

4.0. Prüfung auf Sterilität

Wenn in den Monografien keine anderen Angaben erfolgen, sind nur noch 2 Kulturmedien zu verwenden.
Bei der Prüfung strahlensterilisierter Stoffe, Zubereitungen und Gegenstände ist die Bebrütungszeit auf mindestens 14 d verlängert worden, um geschädigte Keime besser erfassen zu können.
Tritt nach dem Zusatz der Probemenge zum Kulturmedium eine die makroskopische Auswertung störende Reaktion, wie z. B. eine Trübung, ein, kann die Übertragung in neue Kulturgefäße frühestens 4 und spätestens 7 d nach dem Ansatz erfolgen, während bisher die Übertragung in neue Kulturgefäße am 5. Tag erfolgen mußte. Außerdem ist dann nicht wie bisher nochmals 10 d, sondern nur nochmals 6 d bzw. bei der Prüfung strahlensterilisierter Stoffe, Zubereitungen und Gegenstände nochmals 10 d zu bebrüten. Für den Ausschluß von Hemmwirkungen der zu prüfenden Substanzen werden 3 Testkeime empfohlen.

5.0. Prüfung auf mikrobiologische Reinheit

Der Abschnitt „Bestimmung der Keimzahl", Prüfung auf Abwesenheit von Kolibakterien und von koliformen Bakterien des DAB 7-DDR hat eine umfangreiche Bearbeitung erfahren. Er heißt jetzt „Prüfung auf mikrobiologische Reinheit" und umfaßt die Bestimmung der Keimzahl sowie die Prüfungen auf Abwesenheit von Enterobacteriaceae, von Pseudomonas aeruginosa und von Staphylococcus aureus.
Bei der Ausarbeitung der Methoden wurden die Ergebnisse und Erfahrungen, die bei der Erarbeitung des entsprechenden Abschnittes für das CM-RGW gewonnen wurden, sowie die der Arbeitsgruppe „Mikrobiologische Reinheit von Arzneimitteln" der Fédération Internationale Pharmaceutique berücksichtigt.
Für die Bestimmung der Keimzahl wird ein Glukose-Pepton-Agar verwendet, die Bebrütungstemperatur beträgt 30 bis 32 °C, und die Auswertung erfolgt nach 2 und nach 5 Tagen. Die Verwendung eines zweiten Kulturmediums — in anderen Vorschriften wird zusätzlich meist Sabouraud-Agar vorgeschrieben, der bei 22 bis 24°C bebrütet wird — wurde nicht für notwendig gehalten.
Anreicherung und Isolierung erfolgen bei der Prüfung auf Abwesenheit von Enterobacteriaceae mit international gebräuchlichen Kulturmedien. Für die Anreicherung wird Brillantgrün-Galle-Glukose-Pepton-Wasser — in der angelsächsischen Literatur als „EE broth" bezeichnet — und für die Isolierung Kristallviolett-Neutralrot-Gallensalz-Glukose-Agar verwendet.
Zur Anreicherung bei den Prüfungen auf Abwesenheit von Pseudomonas aeruginosa und von Staphylococcus aureus dient Glukose-Pepton-Wasser, das etwa dem in anderen Ländern verwendeten „Fluid soybean casein digest" entspricht.
Zur Isolierung von Pseudomonas aeruginosa dient der international gebräuchliche Cetrimid-Agar. Zur Isolierung von Staphylococcus aureus wird Mannitol-Salz-Agar verwendet, der sich von dem international ebenfalls gebräuchlichen Chapman-Stone-Agar in der Zusammensetzung kaum unterscheidet.
Hinsichtlich der Prüfung auf Abwesenheit spezieller Keime entsprechen die Vorschriften des 2. AB-DDR nahezu vollständig den Angaben im CM-RGW. Für die

Bestimmung der Keimzahl werden im CM-RGW jedoch 2 Kulturmedien und 2 Bebrütungstemperaturen vorgeschrieben.

6.0. Prüfung auf Verträglichkeit

Der „Prüfung auf Verträglichkeit" werden auch nach dem 2. AB-DDR nur die sogenannten problematischen Antibiotika unterzogen, zu denen in diesem Zusammenhang Dyhidrostreptomyzinsulfat, Neomyzinsulfat, Nystatin, Oxytetrazyklinhydrochlorid und Streptomyzinsulfat gehören.
Die Prüfvorschrift wurde hinsichtlich der Auswahl der Versuchstiere präzisiert.
In Grenzfällen war die im DAB 7-DDR angegebene Prüfvorschrift unzureichend, da kein Vergleich mit einem Standard vorgesehen war. Andererseits würde es einen nicht gerechtfertigten Aufwand bedeuten, wenn bei jeder Prüfung gleichzeitig ein Standard zu prüfen wäre. Es wurde deshalb die entsprechende Vorschrift des CM-RGW übernommen, nach der in den Fällen, in denen bei der Prüfung bzw. bei der Wiederholung der Prüfung in verschiedenen Laboratorien unterschiedliche Ergebnisse erzielt werden, die Prüfung an 20 Mäusen wiederholt wird, von denen 10 die zu prüfende und 10 eine als verträglich bekannte Substanz erhalten. Die zu prüfende Substanz ist verträglich, wenn keine Unterschiede zwischen der als Standard dienenden und der zu prüfenden Substanz festgestellt werden.

8.0. Statistische Auswertung biologischer Prüfungen (1)

Zusätzlich zu dem im DAB 7-DDR mit J bezeichneten Vertrauensintervall für das Ergebnis einer Wertbestimmung, das im 2. AB-DDR durch die Angabe der Vertrauensgrenzen R_1 und R_2 ersetzt wird, ist die Berechnung der Vertrauensgrenzen J_1 und J_2 eingeführt worden, die als Maß für die Präzision der jeweiligen Methode dienen. Damit ist ein unmittelbarer Vergleich zwischen den errechneten und den in den Monografien angegebenen Vertrauensgrenzen möglich.
Neu aufgenommen wurden auch die Berechnung des Präzisionsindex λ, die Schätzung fehlender Werte, die Prüfung abweichender Werte sowie die Berechnung eines Korrekturfaktors bei Verwendung ungleicher Dosen. Die Symbolik wurde dem internationalen Stand angepaßt. Zusätzlich zu der Ermittlung der ED_{50} nach SPEARMAN und KÄRBER, die bereits im DAB 7-DDR enthalten war, und vorwiegend zur Beurteilung von Impfstoffen dient, wurden zwei auf der Verwendung von Probits beruhende weitere Methoden zur Ermittlung der ED_{50} aufgenommen, die mit oder ohne Verwendung einer Standardsubstanz zur Beurteilung der Toxizität beanstandeter Arzneimittel verwendet werden können.
Für die Arbeit mit dem Arzneibuch ist es von Vorteil, daß die Rechenbeispiele, die sich im DAB 7-DDR am Schluß des Abschnittes befanden, nunmehr in den Text eingegliedert worden sind.

(1) H. G. GÖTZ: Zbl. Pharm., Pharmakother. u. Labor.-Diagn., Berlin **111** (1972), S. 689

Bestimmung des Insulins

Die im DAB 7-DDR angegebene „Bestimmung des Insulins" wurde in überarbeiteter Form in die Insulin-Monografie aufgenommen, da Monografien für die verschiedenen Insulin-Injektionszubereitungen im 2. AB-DDR nicht mehr enthalten sind.

XII. Prüfung von Verbandstoffen

2.0. Bestimmung der Untersinkdauer

In Abänderung des DAB7-DDR wurde anstelle von „Saugfähigkeit“ der Begriff „Untersinkdauer“ gesetzt, da nur diese nach der angegebenen Methode ermittelt wird. Die Prüfmethode des DAB 7-DDR wurde unverändert in das 2. AB-DDR übernommen.

3.0. Bestimmung des Wasseraufnahmevermögens und

4.0. Bestimmung des Wasserhaltevermögens

Diese beiden Prüfungen wurden als Wertbestimmungen neu in die Monografien für Zellwolle, gereinigte Baumwolle und Mischwatte des 2. AB-DDR aufgenommen. Sie stellen zwei weitere wichtige Parameter zur Qualitätssicherung von Verbandwatten dar und sind als Ergänzung zur Bestimmung der Untersinkdauer zu betrachten. Alle 3 Prüfungen zusammen erlauben es, exakte Angaben über die Saugfähigkeit eines Verbandstoffes zu machen. In verschiedenen Arzneibüchern ist bereits die Bestimmung des Wasserhaltevermögens bzw. des Wasseraufnahmevermögens in mehreren Varianten aufgeführt.

XIII. Prüfung von radioaktiven Arzneizubereitungen

1.0. Allgemeines

Seit Inkrafttreten des entsprechenden Abschnittes im DAB 7-DDR haben sich die einschlägigen gesetzlichen Bestimmungen geändert. Dem wird durch Hinweis auf die derzeit geltenden Bestimmungen Rechnung getragen.

2.0. Korrekturen bei der Messung der Radioaktivität

Als Forderung werden die Impulsraten aufgeführt, die zur Erreichung eines zulässigen Fehlers mindestens zu messen sind. Bei Abweichungen von diesen Forderungen gilt unter Vorliegen der Poison-Verteilung die Beziehung

$$\sigma = \sqrt{n}$$

zur Errechnung des statistischen Fehlers.
Neu aufgenommen wurden in das Kapitel die Abschnitte „Selbstabsorption“ und „Rückstreuung“, die bei der Messung von Betastrahlern Bedeutung haben.
Der Abschnitt „Tagesfaktor“ wurde gestrichen und durch die Formulierung „Konstanz der Zählanordnung“ ersetzt.

5.0. Bestimmung der Radioaktivität

Um die für den Gehalt an Radioaktivität angegebenen Grenzen einhalten zu können, werden im 2. AB-DDR alle Bestimmungen der Radioaktivität gegen Standards durchgeführt. Der im DAB 7-DDR aufgeführte Similestandard wird nicht mehr verwendet.
Neu aufgenommen wurde ein verbindliches Schema über die Durchführung der Messung der Radioaktivität.

XIV. Arzneizubereitungen

1.0. Allgemeines

In diesem Abschnitt sind die allgemeinen Forderungen und Regelungen aufgeführt, die für alle Abschnitte des Kapitels XIV „Arzneizubereitungen" gelten und deshalb in der Regel in diesen nicht nochmals angegeben sind. Sie betreffen Herstellung, Kompatibilität, Verwendung von Gasen, Deklaration der Konservierungsmittel und Fragen der Verwendbarkeit sowie der mikrobiologischen Reinheit.

Monografien für Arzneizubereitungen, die vorrangig im Apothekenwesen gefertigt werden, sind im Band „Rezepturen" zusammengefaßt. Monografien für ausschließlich industriell produzierte Arzneizubereitungen, z.B. Extrakte und Tinkturen, sind in den Bänden 2 bis 6 enthalten. Soweit Arzneizubereitungen ausschließlich industriell produziert und nur in Form von Arzneifertigwaren im Verkehr sind, z.B. Teemischungen, wurden keine Monografien mehr in das 2. AB-DDR aufgenommen, da hier die Qualitätsregelung durch bestätigte Gütevorschriften erfolgt. Da entsprechend §15 des Arzneimittelgesetzes im Arzneibuch angegebene Herstellungsvorschriften für die Industrie keine Verbindlichkeit haben, soweit nicht ausdrücklich etwas anderes, z.B. in bestätigten Gütevorschriften, festgelegt ist, werden in Monografien des 2. AB-DDR für Arzneizubereitungen in der Regel nur dann Herstellungsvorschriften angegeben, wenn diese Monografien im Band „Rezepturen" enthalten sind. In diesen Herstellungsvorschriften wird durch Nennung der Ziffer auf den entsprechenden für die jeweilige Arzneiform geltenden Abschnitt des Kapitels XIV verwiesen, der immer im Zusammenhang mit dem Abschnitt „Allgemeines" des Kapitels XIV gilt.

Für Versorgungszentren für Pharmazie und Medizintechnik ist es zulässig, die im 2. AB-DDR angegebenen Herstellungsvorschriften zu variieren. Damit wird es möglich, bei der zentralen Fertigung rationelle technologische Verfahren zu nutzen.

Für Arzneien, die weder im Arzneibuch noch in den Standard-Rezepturen beschrieben sind, wurde eine Verwendbarkeitsfrist von höchstens 6 Monaten festgelegt, wie sie auch für die Mehrzahl der Standard-Rezepturen gilt.

Die einzelnen Abschnitte des Kapitels „Arzneizubereitungen" enthalten Definitionen sowie Angaben zur Beschaffenheit der jeweiligen Arzneiform, weiterhin zur Herstellung, Prüfung und Aufbewahrung. Nach der Definition werden bei einigen Arzneiformen traditionelle Bezeichnungen aufgeführt, die in den Standard-Rezepturen gebräuchlich sind.

Außerdem werden Querverbindungen aufgezeigt, die z.B. zwischen Lösungen, Tropfen und Augentropfen bestehen.

Folgende Abschnitte wurden aus dem DAB 7-DDR nicht übernommen: Aufgüsse, Pflaster und Pillen. Die Bedeutung der Arzneiform Pillen nimmt auf Grund der ungünstig zu beurteilenden mikrobiologischen Reinheit und der Gefahr der Arzneistoffzersetzung und Konsistenzänderung während der Lagerung, die die Zerfallbarkeit und damit die Arzneistoffliberation in unerwünschter Weise beeinflussen kann, ständig ab. Da auch in der Neuausgabe 1975 der Standard-Rezepturen die bisherigen Vorschriften für Pillen in solche für Tabletten bzw. Pulver umgearbeitet wurden, kann auf diese Arzneiform künftig verzichtet werden.

Folgende Abschnitte wurden anderen eingefügt:

Aromatische Wässer (s. Arzneispiritusse), Linimente (s. Emulsionen), Lotionen (s. Suspensionen) und Ölzucker (s. Pulver).

Neu aufgenommen bzw. definiert wurden:

Aerodispersionen (Aerosole, Sprays, Inhalate), Augenwässer, Heftpflaster, Krems, Mixturen, Nasentropfen, Ohrentropfen und Tropfen.

Die Festlegung von Normen zur Gewährleistung einer bestimmten mikrobiologischen Reinheit von Arzneizubereitungen (1) muß im Hinblick auf die in der DDR und in vielen anderen Ländern auf seuchenhygienischem und lebensmittelhygienischem Gebiet bereits seit langem bestehenden gesetzlichen Regelungen als eine längst fällige Maßnahme angesehen werden. Wenn auch die mikrobiellen Verunreinigungen der sogenannten nicht sterilen Arzneizubereitungen (Gruppen 2 bis 4) und die sich daraus für den Menschen ergebende Gefahr insgesamt als geringer eingeschätzt werden kann als bei Lebensmitteln, so darf doch unter keinen Umständen die im Einzelfall für den Patienten bestehende Gefahr unterschätzt werden. Darüber hinaus können Wirksamkeit und Haltbarkeit der Arzneizubereitungen durch mikrobielle Zersetzung eingeschränkt werden.

Die große Bedeutung der mikrobiologischen Reinheit der Arzneizubereitungen ist erst 1963 auf Grund von Zwischenfällen nach Anwendung mikrobiell verunreinigter Arzneizubereitungen erkannt worden. Diese und in den folgenden Jahren beschriebene Zwischenfälle haben in vielen Ländern zur Einleitung von Maßnahmen für die Verhinderung derartiger Verunreinigungen geführt. Die Festlegung von umfassenden Normen zur Begrenzung des Keimgehaltes kann dabei nur als ein erster Schritt auf dem Wege zur Gewährleistung einer ausreichenden mikrobiologischen Reinheit gelten. Zur Einhaltung dieser Normen sind vor allem die Schaffung entsprechender Produktionsbedingungen und deren ständige Überwachung erforderlich. In der DDR wird deshalb zur Zeit an der Fertigstellung einer Rahmen-Hygiene-Richtlinie für die Produktion von Arzneimitteln und von Gesundheitspflegemitteln gearbeitet.

Zur Gruppe 1, für die Sterilität gefordert wird, gehören die Injektions- und Infusionszubereitungen sowie die sterilen Spüllösungen.

Zur Gruppe 2, für die Abwesenheit von Keimen in einem Gramm bzw. einem Milliliter gefordert wird, gehören Augentropfen, Augensalben und Augenwässer sowie zur Wundbehandlung bestimmte Zubereitungen, wie z. B. Brevicid-Wundpuder.

Nach dem DAB 7-DDR waren bei Augentropfen maximal 10 Keime/ml zulässig. Diese Forderung bedeutet, daß Augentropfen in der Regel keimfrei sein müssen und gelegentlich einzelne Keime nachweisbar sein können. Die neue Forderung beinhaltet, daß Augensalben, Augentropfen, Augenwässer sowie zur Wundbehandlung bestimmte Zubereitungen in einem Gramm bzw. einem Milliliter weniger als einen

Keim enthalten dürfen. Das ist eine Forderung, die alle im Interesse des Gesundheitsschutzes notwendigen Maßnahmen voll berücksichtigt, dem internationalen Trend entspricht und darüber hinaus auch für die Kontrollpraxis Vorteile bringt, da der Nachweis der Abwesenheit von Keimen mit Hilfe der Methode zur Bestimmung der Keimzahl erfolgt, die mit geringerem finanziellem und zeitlichem Aufwand verbunden ist als die Prüfung auf Sterilität.

Die Bezeichnung „zur Wundbehandlung bestimmte Zubereitungen" bedeutet nicht, daß zur Anwendung auf der verletzten Haut bestimmte Zubereitungen, wie z. B. Vaopin-Wundstreupuder, hier einzuordnen sind. Zu dieser Gruppe gehören aber die zur lokalen Wundbehandlung in der Chirurgie bestimmten Puder, wie z. B. Tonil-Griess.

Zur Gruppe 3 gehören zur intravaginalen Anwendung, zur Anwendung im Ohr, in der Nase und auf der Haut bestimmte Arzneizubereitungen sowie zur Anwendung im Euter bestimmte Tierarzneimittel.

Es dürfen höchstens 10^2 Keime vorhanden und in einem Gramm bzw. einem Milliliter Enterobacteriaceae, Pseudomonas aeruginosa und Staphylococcus aureus nicht nachweisbar sein.

Diese Forderungen bedeuten, daß bei der Herstellung der hier angegebenen Zubereitungen nicht streng aseptisch gearbeitet werden muß und Verunreinigungen mit einzelnen Keimen zulässig sind.

Die Zuordnung zu dieser Gruppe erfolgte nach zwei Gesichtspunkten. Einmal erschien es im Interesse des Gesundheitsschutzes als ausreichend und notwendig, zur intravaginalen Anwendung, zur Anwendung im Ohr, in der Nase, auf der verletzten Haut und allgemein zur äußerlichen Anwendung bei Säuglingen bestimmte Zubereitungen hier einzuordnen, zum anderen wurden Salben und Pasten generell, auch im Interesse ihrer Stabilität, hier eingegliedert. Das gilt auch für zur Anwendung an der Haut bestimmte Emulsionen (Linimente).

Für die Gruppe 4, die sonstigen Arzneizubereitungen, zu denen z. B. Kapseln, Pulver, Sirupe, Tabletten, Dragees, Tropfen und Zäpfchen gehören, werden höchstens 10^3 Keime, jedoch höchstens 10^2 Pilze und Abwesenheit von Enterobacteriaceae in einem Gramm bzw. einem Milliliter gefordert.

Das heißt, wenn zwar keine Bakterien, aber z. B. 500 Pilze je Gramm oder Milliliter nachgewiesen werden, ist die Arzneizubereitung ebenso abzulehnen wie beim Nachweis von z. B. 5000 Bakterien je Gramm oder Milliliter.

Die Festlegung, daß höchstens 10^3 Keime enthalten sein dürfen, ist auch unter dem Aspekt zu sehen, daß mit zunehmender Keimzahl das Risiko der Anwesenheit pathogener Keime wächst und nicht generell auf Abwesenheit dieser Keime geprüft wird bzw. geprüft werden kann.

Da nicht selten Arzneistoffe für die Herstellung von Arzneizubereitungen verwendet werden, die nicht nur einer der vier Gruppen angehören, wird es zumindest zum gegenwärtigen Zeitpunkt nicht für erforderlich und auch nicht für möglich gehalten, konkretere Forderungen für Arzneistoffe festzulegen. Ausnahmen bilden in mikrobiologischer Hinsicht besonders problematische Substanzen, wie z. B. Gelatine.

(1) H. Dressel und M. Thonke: Zbl. Pharm., Pharmakother. u. Labor.-Diagn., Berlin **112** (1973), S. 935

2.0. Aerodispersionen

Unter diesem Begriff werden Aerosole, wie z. B. Novodrin-Spray, der ein Dosier-Aerosol darstellt, und Sprays, wie z. B. Afungin-Spray, zusammengefaßt. Die Bestimmung der Inhaltsmenge ist unter XIV, 27.0.2. aufgeführt. Weitere Prüfungen werden wegen ihrer Besonderheiten nur in den bestätigten Gütevorschriften vorgeschrieben.

4.0. Arzneispiritusse

Die Definition wurde präzisiert. Da der Abschnitt „Aromatische Wässer" nicht mehr im Kapitel XIV enthalten ist, wurde hier eine Möglichkeit zum Aromatisieren von Arzneizubereitungen angegeben.

5.0. Arzneistäbchen

Die Herstellungsangaben wurden erweitert, indem das Aufsaugen der geschmolzenen Masse erlaubt wird. Als Grundlage ist Massa suppositoriorum 15 (Rosupol U) vorgeschrieben. Verändert wurden die Bestimmung der zulässigen Masseabweichung und die des Schmelzverhaltens wie bei den Vaginalkugeln, mit denen sie auch die mikrobiologischen Reinheitsforderungen gemeinsam haben.

6.0. Augensalben

Die Herstellung wird zur Gewährleistung der mikrobiologischen Reinheit vorwiegend nach dem Sterilisationsverfahren e) vorgenommen werden müssen, d. h. die Einzelbestandteile bzw. Lösungen davon werden nach Möglichkeit ihren Eigenschaften entsprechend sterilisiert und unter aseptischen Bedingungen weiterverarbeitet. Hierzu ist eine sterilisierbare Augensalbengrundlage erforderlich. Oculentum simplex des 2. AB-DDR erfüllt diese Forderung, während die des DAB 7-DDR, bedingt durch den Wollwachsalkoholanteil, nicht genügend hitzestabil war (1). Die mikrobiologische Reinheit muß bereits beachtet werden, wenn die Substanzen durch Mahlen, Fällen, z. B. bei Oculentum Hydrargyri oxydatum flavum, oder Lösen vorbehandelt werden, um die geforderte Verteilung zu erreichen.
Zur geänderten Teilchengrößebestimmung s. „Salben" (XIV, 18. 0.). Die Teilchengröße muß während der deklarierten Verwendbarkeitsfrist (vgl. auch XIV, 1.0.) den Forderungen entsprechen; eine Wiederholungsprüfung ist nicht mehr vorgesehen.
Für die Aufbewahrung und Anwendung sind Tuben am besten geeignet. Sie werden auf Abwesenheit von Lack- oder Metallteilchen geprüft.
Aus mikrobiologischen Gründen wurde die Füllmenge auf $\leqq$ 10 g begrenzt.
Die im Band „Rezepturen" aufgeführte Augensalbe Oculentum Hydrargyri oxydati flavum 1% wird unmittelbar aus den Einzelbestandteilen hergestellt, da die 5%ige Salbe des DAB 7-DDR nicht mehr verwendet wird.

(1) W. Horsch, R. Seifferth und M. Ullrich: Zbl. Pharm., Pharmakother. u. Labor.-Diagn., Berlin 112 (1973), S. 227

7.0. Augentropfen

Augentropfen müssen grundsätzlich in gleicher Weise wie Injektions- und Infusionszubereitungen sterilisiert oder unter aseptischen Bedingungen hergestellt worden sein, damit die Forderung nach Abwesenheit von Keimen in einem Gramm bzw. einem Milliliter der Zubereitung gehalten wird. Dieser Grundsatz muß stufenweise und differenziert verwirklicht werden. Als Ziel ist die zentralisierte Herstellung standardisierter Rezepturen in entsprechend ausgerüsteten Einrichtungen anzustreben. Da z. Z. die Einzel- und Frischanfertigung noch einen großen Umfang hat, wurden bei den Herstellungsvorschriften einige Varianten zugelassen, die diesen Tatbestand berücksichtigen und aus der bisher gesammelten Erfahrung zu verantworten sind:

- Das Sterilisationsverfahren c_3) wurde ausschließlich zur Herstellung wäßriger Augentropfen eingeführt. Dabei werden diese in Anwesenheit des Konservierungsmittels bei 100 °C 30 min erhitzt.
- Herstellung unter aseptischen Bedingungen: Bei der Augentropfenherstellung können z.B. die an Arbeitsräume gestellten Forderungen bei Verwendung einer Box als erfüllt angesehen werden. Unter „Box" ist hier nicht unbedingt ein mit Laminarflow-Technik ausgerüsteter Arbeitsplatz zu verstehen, sondern z.B. die „Augentropfenrezeptur", die sich im Fertigungsprogramm des VEB Apotheken- und Laborbau Mellenbach/Thür. befindet.
- Es können zentral hergestellte Arzneiträger, deren Monografie im Band „Rezepturen" enthalten ist, verwendet werden.

Bei den Konservierungsmitteln sind Phenylquecksilber(II)-azetat und -nitrat sowie das Benzalkoniumchlorid, das z. T. Trübungen verursachte, nicht mehr aufgeführt.

Chlorhexidindiazetat sollte zunächst nur dann eingesetzt werden, wenn die übrigen Konservierungsmittel wegen Sensibilisierungen nicht in Frage kommen. Bevor es generell angewendet werden kann, müssen noch Inkompatibilitätsfragen als Voraussetzung für eine befriedigende Verwendbarkeitsfrist geprüft werden.

Für die Konservierungsmittelkonzentration wurde eine zulässige Höchstgrenze festgelegt, um Inkompatibilitätsprobleme und die Gefahr des Merkurialismus, die bei längerer Anwendung von quecksilberhaltigen Konservierungsmitteln nicht auszuschließen ist, zu vermeiden. Diese Höchstgrenze ist nicht einer Maximalkonzentration für in Augentropfen einzuarbeitende Arzneistoffe vergleichbar, da die Maximalkonzentration die übliche, zum Erreichen des gewünschten therapeutischen Effektes höchstmögliche Konzentration an Arzneistoff regelt, die Konzentrationsangaben für Konservierungsmittel sich dagegen auf den konservierenden Effekt in der Arzneizubereitung beziehen. Die toxische Konzentration liegt wesentlich höher als die maximal zulässige Konzentration als Konservierungsmittel.

Für Verschlußelemente aus Elasten wird eine Behandlung zur Verminderung der Konservierungsmittelsorption angegeben.

Nichtkonservierte Augentropfen werden abgegeben, wenn sie zur einmaligen Anwendung bestimmt sind, Silbernitrat enthalten oder ausdrücklich verordnet werden. Die Verwendbarkeitsfrist verringert sich in diesem Falle auf insgesamt 1 Monat bei kühler Aufbewahrung und auf 6 d nach erfolgtem Anbruch.

Hypotonische Lösungen werden durch einen berechneten Zusatz von Natriumchlorid isotonisch gemacht, oder man kann den Wirkstoff in einer in Tabelle 2, Spalte 4 angegebenen Menge Wasser bzw. Arzneiträger A lösen und die so hergestellte isotonische Lösung mit Arzneiträger E auffüllen. Bei der Einzelherstellung ist es erlaubt, unter Verwendung eines hypotonischen Arzneiträgers eine nur annähernd isotonische Lösung herzustellen.
Die Arzneiträger unterscheiden sich in der Bezeichnung in der Mehrzahl von denen des DAB 7-DDR, in jedem Fall aber durch die in Klammern zugefügte Abkürzung des Konservierungsmittels, das sie enthalten.
In der folgenden Tabelle sind die Bezeichnungen einander gegenübergestellt.

Arzneiträger für Augentropfen

2. AB-DDR	DAB 7-DDR	weitere Zusätze
A(Th), A(PQ), A(Al)	A	—
Av(Th), Av(PQ), Av.(Al)	N	2 % Hydroxyäthylzellulose
B(Th)	D	0,7% Natriumchlorid
B(PQ)	B	0,7% Natriumchlorid
B(Al)	C	0,7% Natriumchlorid
Bv(Th), Bv(PQ), Bv(Al)	M	0,7% Natriumchlorid, 2 % Hydroxyäthylzellulose
C(Th)	E	1,2% Kaliumnitrat
C(PQ)	—	1,2% Kaliumnitrat
D(Th)	G	1,5% Borsäure
D(PQ)	F	1,5% Borsäure
E(Th), E(PQ), E(Al)	—	0,9% Natriumchlorid
Ev(Th), Ev(PQ), Ev(Al)	—	0,9% Natriumchlorid, 2 % Hydroxyäthylzellulose
F(Th)	P	1,5% Borsäure, 0,3% Borax
G(Th)	—	0,4% Natriumchlorid, 0,8% Borax
P1(Th)	I	2 % Natriumazetat
P2(Th)	L	1,9% Borsäure

Spezielle Angaben zu einzelnen Arzneiträgern, wie z. B. zur Herstellung, Prüfung und Aufbewahrung, s. Band „Rezepturen“, Monografie „Arzneiträger für Augentropfen“.
Zur Herstellung von öligen Lösungen wird Rizinusöl verwendet, in dem sich die Wirkstoffe oft besser als in Erdnußöl lösen, während Suspensionen in Erdnußöl hergestellt werden. Beide Öle sind vorher zu sterilisieren und auf die Einhaltung der Alkalifarbzahl und der Benzidinzahl zu prüfen.
Um eine gleichmäßige Qualität zu sichern, sind Zusätze zur Pufferung oder Isotonisierung für Individualrezepturen deklarationspflichtig.

8.0. Augenwässer

Es wurde ein neuer Abschnitt aufgenommen, da trotz weitgehend gleicher Forderungen auch einige Besonderheiten im Vergleich mit den Augentropfen bestehen. Augenwässer dürfen nie hypotonisch sein, da sie in wesentlich größerer Menge als Augentropfen an das Auge kommen und der Tonizitätstoleranzbereich des Auges überschritten werden könnte. Eine durch verordnete Bestandteile, wie ätherische Öle, bedingte Trübung ist zulässig. Die Verwendbarkeitsfrist ist auf 10 d nach Anbruch, die maximale Füllmenge auf 200 ml festgelegt.

9.0. Emulsionen

In diesem Abschnitt sind auch die Linimente aufgeführt und neu definiert sowie Mixturen, die der angegebenen Definition entsprechen; z. B. solche, die Spiritus Anisi compositus enthalten.

10.0. Extrakte

Da Extrakte nur industriell hergestellt werden, wurden in die betreffenden Monografien des 2. AB-DDR sowie in den Abschnitt „Extrakte" keine Herstellungsvorschriften mehr aufgenommen.
Die Verwendbarkeitsfristen wurden unter Berücksichtigung der Stabilität der wirksamen Bestandteile auf ein Jahr herabgesetzt.

11.0. Granulate

Granulate werden als Arzneiform definiert und gegenüber den Pulvern abgegrenzt. Sie werden vorwiegend industriell hergestellt. Die Herstellung von Tablettengranulaten wird erforderlichenfalls in den Monografien angegeben. Die Bestimmung der Zerfallbarkeit wurde verändert (vgl. 21.0. Tabletten).

12.0. Heftpflaster

Es werden eine Definition und allgemeine Forderungen für diese nur industriell hergestellte Arzneiform gegeben. Weitere Festlegungen sind in den speziellen bestätigten Gütevorschriften aufgeführt.

13.0. Injektions- und Infusionszubereitungen

Es wurde eine Definition aufgenommen, die u. a. auch Konzentrate, Lösungsmittel oder feste Stoffe in Ampullen, Injektions- (Kapsolut-) oder Infusionsflaschen einschließt.
Herstellung: Für veterinärmedizinische Zwecke werden auch Sonnenblumenöl und dünnflüssiges Wachs als Lösungsmittel zugelassen.

In einer Tabelle werden 5 Herstellungsverfahren ihrer Bedeutung nach aufgeführt, die unter Berücksichtigung der mikrobiologischen und chemischen Eigenschaften der Substanzen für die Herstellung zulässig sind. Weitere Vorschriften betreffen Arbeitsgeräte, Behältnisse und Substanzen, die alle so beschaffen sein müssen, daß sie die Herstellung eines pyrogenfreien und sterilen Endproduktes ermöglichen.
Bei den Prüfungen haben sich folgende Änderungen ergeben:

Die Konsistenz öliger Lösungen und Suspensionen wird nicht mehr bei 34 °C ±3 °C, sondern unter Berücksichtigung der Temperaturbedingungen, die bei der Applikation herrschen, bei 20 bis 25 °C ermittelt.
Suspensionen werden zur Prüfung auf Homogenität bei 15 bis 25 °C 60 statt 30 s geschüttelt und müssen in den folgenden 5 statt 3 min äußerlich homogen erscheinen. Die Prüfung auf ungelöste Verunreinigungen wird nur noch von 2 statt 3 Beobachtern vorgenommen. Auch die Punktzahl und das Sichtergebnis sind geändert, wobei die bisherige Forderung nahezu unverändert beibehalten wird. Für Suspensionen, wie z. B. für Impfstoffe, wurde eine spezielle Regelung aufgenommen. Anstelle der Athermanleuchte kann z. B. eine 20-Watt-Leuchtstofflampe LS, Lichtfarbe weiß (z. B. vom VEB Narva Berliner Glühlampenwerk) verwendet werden, die durch eine Mattglasscheibe abgeschirmt ist.

Bei der Prüfung der Inhaltsmenge von Behältnissen mit flüssigem Inhalt wird verlangt, daß jedes Behältnis das Nennvolumen, d. h. den deklarierten Inhalt, aufweist. Eine obere Begrenzung und eine festgelegte Überdosierung sind nicht mehr vorgeschrieben. Zwischen wäßrigen, öligen und viskosen Zubereitungen wird bei dieser Prüfung nicht mehr unterschieden. Mengen bis zu 20 ml statt bis zu 5 ml werden in einer trockenen, geeichten Injektionsspritze, solche über 20 ml in einem auf Einguß justierten, geeichten Meßzylinder geprüft. Die Anzahl der zu prüfenden Behältnisse wurde geändert.

Präzisierungen und Veränderungen sind auch bei der Bestimmung der Inhaltsmenge von Gefäßen mit festem Inhalt vorgenommen worden.

Die Verwendbarkeitsdauer für konservierte Injektionszubereitungen in Mehrdosenbehältern wurde im Vergleich mit dem DAB 7-DDR von 48 h auf 72 h nach der ersten Entnahme verlängert. Wie auch bei den nicht konservierten Injektionszubereitungen in Mehrdosenbehältern, die nach wie vor nur bis 12 h nach der ersten Entnahme verwendet werden dürfen, wird ausdrücklich darauf hingewiesen, daß diese Festlegung nur dann gilt, wenn für die jeweilige Injektionszubereitung keine anderen Angaben gemacht werden. Diese Regelung war notwendig, weil einerseits in bestimmten Fällen eine Verkürzung der Verwendbarkeitsdauer als notwendig angesehen wird, andererseits z. B. für zur Anwendung in der Veterinärmedizin bestimmte Arzneizubereitungen in einigen Fällen Verlängerungen der Verwendbarkeitsdauer unumgänglich sind.

Das Herstellungsverfahren ist zu deklarieren, wenn nicht auf Sterilitat und Abwesenheit pyrogener Verunreinigungen geprüft worden ist. Werden Sterilisationsindikatoren verwendet, dann gilt der Nachweis der Sterilität als erbracht. Das gilt auch dann, wenn Sicherheitsindikatoren verwendet werden und außerdem ein Produktionsbegleitschein geführt worden ist (vgl. XV).

14.0. Kapseln

In der Definition wurden u. a. auch Vollgelatinekapseln, z. B. Aescusan-Kapseln, berücksichtigt. Die Zerfallszeit einer Kapsel ist von 10 auf 15 min verlängert worden. Zum Zerfall im Darm bestimmte Kapseln dürfen in Pepsin-Salzsäure-RL innerhalb 2 statt 3 h ihren Inhalt nicht freigeben. Die zulässige Masseabweichung wird von 20 statt von 10 Kapseln bestimmt.

15.0. Lösungen

In diesem Abschnitt ist auch die Definition für Mixturen aufgeführt, wie sie z. B. für Mixtura nervina SR gilt. Mucilago Hydroxyaethylcellulosi wurde als Grundlage für Schleime vorgeschrieben.

16.0. Pasten

Die Definition wurde ergänzt und die Bestimmung der Teilchengröße geregelt (vgl. „Salben", XIV, 18.0.). Bei der im Band „Rezepturen" aufgeführten Pasta Zinci oxydati mollis wurde von einer Namensänderung abgesehen, obwohl ihre Konzentration an suspendierten Bestandteilen niedriger als in der Definition angegeben ist. Für diese Paste wird die Konsistenz vorgeschrieben, die für Salben gefordert wird. In der im Band „Rezepturen" aufgeführten Monografie Pasta Zinci oxydati wird die Konsistenz nicht mehr geprüft, da sie kaum durch die Herstellung beeinflußbar ist und letztlich von der Konsistenz des gelben Vaselins, die geprüft wird, abhängig ist.

17.0. Pulver

Jedes abgeteilte Pulver ist mit Laktose zu 0,5 g zu ergänzen, sofern der Wirkstoffgehalt weniger als 0,5 g beträgt. Damit wird das Einhalten der Toleranzgrenzen für

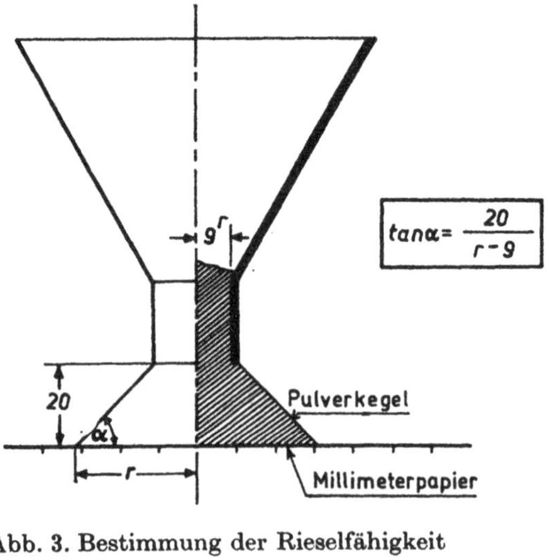

Abb. 3. Bestimmung der Rieselfähigkeit

die zulässige Masseabweichung erleichtert. Sie ist z. B. für Pulver von 0,5 bis 0,7 g auf 10 statt 8% geändert worden.
Unter den nicht abgeteilten Pulvern ist der Ölzucker aufgeführt, der wegen seiner geringen Bedeutung keinen eigenen Abschnitt mehr erhalten hat.
Für die Sicherung einer gleichmäßigen Qualität von Pulvern, Pudern und feinkörnigen Tablettengranulaten sind die Bestimmung des Wasseraufnahmevermögens und die der Rieselfähigkeit erarbeitet worden.
Die Apparatur zur Bestimmung des Wasseraufnahmevermögens ist der nach Enslin vergleichbar.
Die vorstehende Abbildung veranschaulicht die Bestimmung der Rieselfähigkeit. Für Puder, die einen hohen Talkanteil haben, ist die Methode weniger geeignet.

18.0. Salben

Zur Teilchengrößebestimmung wird statt einer Probe an 3 Stellen je 0,1 g Salbe als Probe entnommen und einzeln untersucht. Mit Hilfe einer Kreuzmarkierung auf dem Objektträger, die in die Mitte des mikroskopischen Bildes gerückt werden muß, wird das Blickfeld festgelegt. Nur die in dem auf diese Weise festgelegten Blickfeld befindlichen Teilchen werden beurteilt. Die Auswertung erfolgt nach 2 Methoden. Zunächst wird eine relativ einfache Prüfung durchgeführt: Es wird beurteilt, ob höchstens 1 Teilchen mit einer größeren Ausdehnung als 60 μm erkennbar ist und damit die Forderung gehalten wird. Entspricht eine der 3 Proben nicht der Forderung, darf die Prüfung an 3 anderen Proben wiederholt und muß nach Methode II ausgewertet werden. Diese Wiederholungsprüfung mit verschärften Forderungen und auch mit größerem Aufwand ist erforderlich, um die Auslieferung qualitativ einwandfreier Salben zu sichern. Das Resultat dieser Wiederholungsprüfung ist ausschlaggebend für die Beurteilung.
Bei Pasten, die in der Regel mindestens 40% suspendierte Bestandteile enthalten, werden die Proben mit dünnflüssigem Paraffin verdünnt, um eine bessere Beobachtung zu ermöglichen.
Die Bestimmung der Konsistenz ist temperaturabhängig und wird deshalb bei 20 °C ± 1,0 °C durchgeführt, nachdem die eingefüllte Salbe bei 20 bis 25 °C mindestens 16 h aufbewahrt wurde. Nach 5 s wird die erreichte Eindringtiefe des Glasstabes ermittelt.
Die Konsistenzbestimmung mit dem Penetrometer stimmt mit der Methode des Fachbereichstandards TGL 21156, Ausg. 5.68 weitgehend überein. Bei Vaselinum und Unguentum Alcoholum Lanae kann nach den Festlegungen in den Monografien die Bestimmung wahlweise mit dem Penetrometer oder mit dem Glasstab durchgeführt werden, da die Meßergebnisse gut übereinstimmen.
Bei der Aufbewahrung sind Vorbeugungsmaßnahmen gegen das Austrocknen durchzuführen, z. B. bei Unguentum emulsificans aquosum.

20.0. Suspensionen

In diesem Abschnitt sind auch Lotionen aufgeführt und neu definiert sowie die Mixturen, die suspendierte Bestandteile enthalten, wie z. B. Mixtura Pepsini SR und

Mixtura antemphysematica SR. Unter Berücksichtigung der Definition wurde Gelatum Aluminii hydroxydati in Suspensio Aluminii hydroxydati umbenannt. Neu ist die Forderung, daß Suspensionen nach 60 s währendem Schütteln anschließend 5 min äußerlich homogen erscheinen müssen. Das gilt auch für Arzneiöle, die eine Suspension darstellen, z. B. Oleum Zinci oxydati.

21.0. Tabletten, Dragees

Die Bestimmung der Zerfallbarkeit erfolgt generell bei 37 °C ± 2 °C, der Zerfall muß normalerweise innerhalb 15 statt in 5 min eingetreten sein. Wenn ein rascher Wirkungseintritt, wie z. B. bei Analgetikatabletten, beabsichtigt ist, muß die Tablette innerhalb 5 min zerfallen sein. Die Bestimmung wird nach Methode II im Erlenmeyerkolben vorgenommen. Methode I ist vorwiegend für Import- und Exportuntersuchungen bestimmt und bezieht sich auf einen Zerfallstester. Routine-Untersuchungen in Versorgungszentren für Pharmazie und Medizintechnik werden in der Regel nach Methode II durchgeführt.
Die zulässige Masseabweichung wird von 20 statt 10 Tabletten ermittelt.

22.0. Teemischungen

Monografien für Teemischungen sind nicht mehr im 2. AB-DDR enthalten, da Arzneifertigwaren mit der im DAB 7-DDR angegebenen Zusammensetzung im Handel sind.

23.0. Tinkturen

Da Tinkturen nur industriell hergestellt werden, wurden in die Monografien des 2. AB-DDR sowie in den Abschnitt „Tinkturen" keine Herstellungsvorschriften mehr aufgenommen. In den Monografien sind das Ansatzverhältnis Droge/Extraktionsmittel sowie Prüf- und Aufbewahrungsvorschriften aufgeführt. Eine Ausnahme macht Tinctura Valerianae aetherea, die durch Mazeration, wie in der Monografie angegeben, herzustellen ist.
Im Band „Rezepturen" sind die Tinkturen aufgeführt, die durch Lösen eines Trokkenextraktes, z. B. Tinctura Chinae und Tinctura Rhei composita, oder durch Mischen mehrerer Tinkturen, z. B. Tinctura amara, hergestellt werden. Die Verwendbarkeitsfristen wurden unter Berücksichtigung der Stabilität der wirksamen Bestandteile im Vergleich mit dem DAB 7-DDR verändert.
Zur Äthanolgehaltsbestimmung s. VII, 2.0.

24.0. Tropfen

Ein eigener Abschnitt wurde für notwendig angesehen, da Tropfen als Arzneiform zum festen Bestandteil der Standard-Rezepturen gehören und entsprechend ihrer Bedeutung definiert werden sollten. In diesem Abschnitt sind u. a. die Bezeichnungen für Nasen- und Ohrentropfen festgelegt.

25.0. Vaginalkugeln

Die Glyzerolgelatine wird nach einer geänderten Rezeptur mit einem höheren Glyzerolanteil hergestellt, um die Haltbarkeit zu verbessern. Eine Variation der Mengenverhältnisse ist erlaubt, muß aber deklariert werden. Als wasserunlösliche Grundlage ist wie bei den Zäpfchen Massa suppositoriorum 15 (Rosupol U) zu verwenden.
Das Schmelzverhalten bzw. die Löslichkeit wird für Vaginalkugeln aus beiden Grundlagen auf gleiche Weise geprüft. Die Probe ist in Abständen von 5 min zu schwenken. Nach 30 min müssen wasserunlösliche, nach 60 min wasserlösliche Vaginalkugeln geschmolzen bzw. gelöst sein.
Die zulässige Masseabweichung wird von 10 Vaginalkugeln bestimmt.
In mikrobiologischer Hinsicht müssen Vaginalkugeln den Forderungen für die Gruppe 3 entsprechen (vgl. XIV, 1.0.).

26.0. Zäpfchen

Die Zäpfchengrundlage Cetylium phthalicum des DAB 7-DDR wurde durch Massa suppositoriorum 15 (Rosupol U) ersetzt.
Die Bestimmung des Schmelzverhaltens und die der zulässigen Masseabweichung wurden wie bei den Vaginalkugeln geändert. Neuerdings sind auch Zäpfchen mit der Masse von 1g für Erwachsene zulässig.

27.0. Bestimmung der Inhaltsmenge abgepackter Arzneimittel

Der Artikel wurde präzisiert hinsichtlich Wiederholungsprüfung, Vorbehandlung von Suspensionen und öligen Lösungen, Verwendung geeichter Injektionsspritzen und der Durchführung der Differenzwägung. Bei in Tuben abgepackten Salben wurde eine Zusatzprüfung aufgenommen, die den durch Herausdrücken erhaltenen Inhalt betrifft. Die Bestimmung der Inhaltsmenge von Aerosol- und Spraypackungen wurde aufgenommen.

XV. Sterilisation

1.0. Bestimmungen über die Ausführung der Sterilisation (1)

Anstelle der bisherigen Verfahren a_1) und a_2), d. h. Dampfsterilisation bei 121 bis 124 °C bzw. 134 bis 136 °C, tritt das neue Verfahren a_1), nach dem eine Dampfsterilisation innerhalb eines Temperaturbereiches von 110 bis 140 °C zulässig ist und die zur gewählten Temperatur gehörenden Einwirkungszeiten einem Diagramm entnommen werden.
Entsprechend ist für die Heißluftsterilisation — im DAB 7-DDR Verfahren b), jetzt Verfahren a_2) — ein Temperaturbereich von 160 bis 200 °C vorgesehen. Die zur gewählten Temperatur gehörenden Einwirkungszeiten werden ebenfalls einem Diagramm entnommen.
Durch diese Regelung besteht die Möglichkeit, jeweils Bedingungen zu wählen, die eine schonende Behandlung der zu sterilisierenden Stoffe, Zubereitungen und Gegenstände gestatten.
Neu aufgenommen wurden die Strahlensterilisation (Verfahren b)), die Äthylenoxidsterilisation (Verfahren c_1)), die Peressigsäuresterilisation (Verfahren c_2)) und die Chemothermische Behandlung (Verfahren c_3)).
Während die Strahlensterilisation vorwiegend für die industrielle Produktion von Interesse ist und die Äthylenoxidsterilisation vorwiegend im medizinischen Bereich eingesetzt werden wird, kann die Peressigsäuresterilisation auch in den Einrichtungen des Apothekenwesens in größerem Umfang Anwendung finden. Es sei hier nur an die Sterilisation von Tropfeinsätzen und Verschlüssen für Augentropfen-Behältnisse erinnert. Entscheidend ist jedoch die Einhaltung bestimmter Bedingungen. So ist das Sterilgut unter aseptischen Bedingungen mit sterilisiertem Wasser zu spülen. Nach diesem Verfahren sterilisiertes Gut ist unverzüglich zu verwenden.
Das Verfahren c_3), das ausschließlich bei der Herstellung von Augentropfen und Augenwässern angewendet werden darf, wurde bewußt als „Behandlung" und nicht als „Sterilisation" bezeichnet, um zu betonen, daß es nicht generell, also z. B. keinesfalls bei der Herstellung von Injektions- und Infusionszubereitungen, verwendet werden darf.
Während das Verfahren e), die „Aseptische Herstellung", im DAB 7-DDR lediglich genannt worden ist, wurde das Verfahren e) des 2. AB-DDR, die „Herstellung unter aseptischen Bedingungen", konkretisiert (1,2). Es werden die an Personen und an Arbeitsräume zu stellenden Forderungen angegeben.
Von großer Bedeutung sind auch die Festlegungen bezüglich des Rekontaminationsschutzes. Es wird angegeben, welche Aufbewahrungszeiten in Abhängigkeit von der Art der Sterilisierumhüllung zulässig sind.

Durch die Verwendung von Sterisationsindikatoren ergeben sich wesentliche Vereinfachungen. Erfolgen die Dampf-, die Heißluft- und die Strahlensterilisation in kontaminationssicherer Endverpackung, kann das sterilisierte Gut auch dann als steril bezeichnet werden, wenn keine Prüfung auf Sterilität erfolgte, aber Sterilisationsindikatoren mitgeführt wurden.
Da es sich bei den Sterilisationsindikatoren für Dampf- und Strahlensterilisation jedoch um biologische Indikatoren handelt, die nach der Sterilisation erst bebrütet werden müssen, sind Aussagen nicht sofort möglich. Deshalb können anstelle der Sterilisationsindikatoren auch Sicherheitsindikatoren verwendet werden, wenn das Sterilisiergut gekennzeichnet ist, z. B. durch eine Chargennummer, und wenn ein Produktionsbegleitschein oder ein Sterilisationstagebuch geführt wird. Diese Einschränkung ist notwendig, weil Sicherheitsindikatoren nur anzeigen, ob sich das Sterilisiergut z. B. im Dampfsterilisator befand, aber keine Aussage gestatten, ob das sterilisierende Prinzip lange genug eingewirkt hat.
In der Praxis wurde vielfach bestätigt, daß die im DAB 7-DDR angegebene zweistündige Behandlung im Dampfsterilisator bei 121°C zu einer Pyrogenzerstörung führt. Deshalb wurde der entsprechende Passus auch in das 2. AB-DDR aufgenommen.

(1) H. Horn und R. Machmerth: Zbl. Pharm., Pharmakother. und Labor.-Diagn., Berlin **112** (1973), S. 919

(2) H. Dressel, M., Thonke, H.-J. Jacker, W. Odebrecht und J. Richter: Zbl. Pharm., Pharmakother. u. Labor.-Diagn., Berlin **109** (1970), S. 1089

XVI. Antikörperhaltige Stoffe und Zubereitungen

Es machte sich erforderlich, den Umfang des Kapitels „Seren“ des DAB 7-DDR um eine Reihe allgemeiner Bestimmungen und Erläuterungen zur Prüfung von Immunglobulinen und Testseren zu erweitern. Die im DAB 7-DDR gegebenen Definitionen für diese Gruppe von Arzneimitteln erwiesen sich nicht mehr als ausreichend, da neben den Monografien für native und gereinigte Immunseren (Antitoxine) tierischer Herkunft Monografien von Immunglobulinen, die vorwiegend aus menschlichen Seren gewonnen werden, aufgenommen wurden. Humanimmunglobuline erlangten seit einigen Jahren große Bedeutung in der Immuntherapie und verdrängen bei der spezifischen passiven Immunprophylaxe wegen der risikoarmen Anwendung und der verlängerten Wirksamkeit im menschlichen Organismus die Anwendung der Immunseren vom Tier. Die Zahl der Monografien von Testseren für verschiedene Anwendungsgebiete der Labordiagnostik wurde wesentlich erweitert. Damit war die Notwendigkeit für die Neuaufnahme dort erforderlicher Prüfmethoden in die Allgemeinen Bestimmungen gegeben. Das Kapitel XVI erhielt im 2. AB-DDR die neue Bezeichnung, die alle dort einzuordnenden Immunpräparate umfaßt.

5.0. Bestimmung der Artspezifizität des Eiweißes von Antitoxinen

Diese Bestimmung war im DAB 7-DDR als Identitätsprüfung in den Monografien der Antitoxine enthalten und wird darüber hinaus im 2. AB-DDR auch zur Bestimmung der Artspezifität des Eiweißes von Humanimmunglobulinen angewendet.

7.0. Prüfung von Blutgruppentestseren für Erythrozyten

Durch Aufnahme von Angaben zur Aufbewahrung von Testblutkörperchen in flüssigem Stickstoff und in Lösungen von Stabilisatoren wurde die Möglichkeit geschaffen, Testblutkörperchen mit seltenen Blutgruppeneigenschaften unverändert in ihrer spezifischen Antigenstruktur über längere Zeit für die Prüfung von Blutgruppentestseren aufzubewahren. Bei der Bestimmung des spezifischen Titers wurde die Beurteilung der negativen Reaktion durch die zusätzliche mikroskopische Betrachtung präzisiert.
Die im DAB 7-DDR noch enthaltene Methode I der Bestimmung des spezifischen Titers in Reagenzgläsern ist als relativ aufwendige Methode entfallen. Aus diesem Grunde wurde eine Veränderung der Numerierung der Methoden erforderlich. Die Bestimmung des spezifischen Titers wird nur noch auf Testplatten durchgeführt.

8.0. Immunelektrophoretische Prüfung (1)

Die Prüfmethode wurde neu aufgenommen und dient als Identitätsprüfung aller Plasmaprotein-Antiseren zur Immunelektrophorese. Diese Testseren finden in der Laboratoriumsdiagnostik zum Nachweis von Proteinen in menschlichen Seren, Plasmen und anderen Körperflüssigkeiten Verwendung. Dabei sind quantitative Aussagen nur grob orientierend möglich. Der Nachweis oder die Abwesenheit bzw. die auffällige Vermehrung oder Verminderung eines oder mehrerer Proteine im Prüfmaterial geben dem Kliniker Hinweise auf verschiedene Krankheitsbilder.
Die Prüfmethode im 2. AB-DDR wird im Sinne der durchgängigen Standardisierung analog der Anwendung der Testseren im klinischen Laboratorium durchgeführt. Die zur Beschickung der Antigendepots verwendeten Seren bzw. das klinische Prüfmaterial sind Gemische von Proteinen, die als Antigene in der Agargelelektrophorese aufgetrennt werden. Das zur Beschickung der Antikörperrinne verwendete monspezifische Plasmaprotein-Antiserum diffundiert in das Agargel und bildet mit dem homologen Protein ein Präzipitat, das zur besseren Sichtbarmachung angefärbt wird. Jedes Präzipitat eines Plasmaproteins hat bei Einhaltung der vorgeschriebenen Prüfbedingungen eine charakteristische Lage in bezug auf Kathode, Anode, Antigendepot und Antikörperrinne und ebenfalls eine charakteristische Form. Bei Verwendung eines polyspezifischen Plasmaprotein-Antiserums entstehen je nach Anzahl der im Testserum enthaltenen Antikörperspezifitäten gegen Plasmaproteine in einem Immunelektropherogramm entsprechend viele Präzipitate.
In der Abbildung des 2. AB-DDR wird eine schematische Darstellung der Präzipitate der wichtigsten menschlichen Plasmaproteine wiedergegeben, wie sie in einem Immunelektropherogramm von normalem menschlichem Plasma mit einem polyspezifischen Plasmaprotein-Antiserum erhalten werden. Die schematische Darstellung soll die Zuordnung der bei der immunelektrophoretischen Prüfung erhaltenen Präzipitate der einzelnen Testseren mit den entsprechenden Proteinen erleichtern.

(1) H.-G. PATZWALDT, P. KRETSCHMER und E. PRZYBOROWSKI: Zbl. Pharm., Pharmakother. u. Labor-Diagn., Berlin **114** (1975), S. 925

9.0. Testseren, markiert mit Fluoreszeinisothiozyanat (1)

10.0. Prüfung von Testseren, markiert mit Fluoreszeinisothiozyanat

Im 2. AB-DDR wurde die Anzahl der Monografien dieser Testseren wesentlich erweitert. Die jeweiligen Bestimmungen der biologischen Wirksamkeit der Testseren sind den Spezifitäten entsprechend in den Monografien enthalten. Die Prüfung auf Abwesenheit von nichtgebundenem Farbstoff und die Bestimmung des Fluoreszein-Eiweiß-Verhältnisses, die im DAB 7-DDR bereits in der Monografie „Testserum ‚Anti-Tollwut', markiert mit Fluoreszeinisothiozyanat" enthalten waren, wurden in dieses Kapitel übernommen. Diese Parameter sind für die Qualität der Testseren von besonderer Bedeutung im Hinblick auf die Möglichkeit der einwandfreien Beurteilung der mikroskopischen Präparate in der Immunfluoreszenztechnik im klini-

schen Labor. Die Anwesenheit von nichtgebundenem Farbstoff bedingt unspezifische Fluoreszenz im mikroskopischen Präparat und damit die Gefahr falsch positiver Ergebnisse.
In gleicher Weise wirken Testseren, die Antikörper mit einem zu hohen Markierungsgrad enthalten. Durch Festlegung und Bestimmung des Fluoreszein-Eiweiß-Verhältnisses wird angestrebt, Testseren mit optimaler Fluoreszenz für unterschiedliche Anwendungsgebiete zur Verfügung zu haben.
Bei Testseren, markiert mit Fluoreszeinisothiozyanat, darf das Fluoreszein-Eiweiß-Verhältnis höchstens 15 betragen.
Mit Fluoreszeinisothiozyanat markierte Testseren, die als besonders gereinigt deklariert werden, sind durch Behandlung mit einem Anionenaustauscher von hochmarkierten Antikörpern befreit, die zu einer unspezifischen Anlagerung an das Gewebe neigen. Bei diesen Testseren darf das Fluoreszein-Eiweiß-Verhältnis höchstens 9 betragen. Sie werden für besondere Fragestellungen und schwierige Darstellungen im Immunfluoreszenzpräparat angewendet.

(1) H.-G. Patzwaldt und J. Markuse: „Testserum 'Anti-Tollwut', markiert mit Fluoreszeinisothiozyanat“, Kommentar DAB 7-DDR, Berlin 1969

XVII. Antigenhaltige Stoffe und Zubereitungen

Ähnlich, wie bereits beim Kapitel XVI ausgeführt, wurde auch der Umfang des Kapitels „Impfstoffe“ des DAB 7-DDR erweitert und eine neue, umfassendere Bezeichnung gewählt, so daß es künftig möglich ist, neu in das Arzneibuch aufzunehmende Immunpräparate in diese beiden durch die Kapitel XVI und XVII gebildeten Gruppen der antigenhaltigen und antikörperhaltigen Stoffe und Zubereitungen mit den erforderlichen Erläuterungen und allgemeinen Bestimmungen einzugliedern.
Im Kapitel XVII des 2. AB-DDR wurden neben Erläuterungen und allgemeinen Bestimmungen für antigenhaltige Stoffe und Zubereitungen, die zur aktiven Immunisierung Anwendung finden (Impfstoffe), auch Erläuterungen zu den Testantigenen für die Laboratoriumsdiagnostik und den Antigenen, die zur Diagnostik und Desensibilisierung allergischer Zustände dienen, aufgenommen.
Neu sind Prüfverfahren, die zur Qualitätssicherung von Impfstoffen im Verlaufe ihrer Herstellung erforderlich sind.

3.0. Prüfung von Substraten zur Virusvermehrung

Prüfung von primären Zellkulturen aus Hundenieren

Die Herstellung von Masern- und Mumpsimpfstoffen in der DDR basiert auf der Vermehrung des jeweils erforderlichen Virusstammes in aus Hundenieren gewonnenen primären Zellkulturen.
Um Kontaminationen des Impfstoffes mit fremden, besonders onkogenen Viren und pathogenen Mikroorganismen vom Substrat her auszuschließen, ist nicht nur die Entnahme des für die Kulturen verwendeten Zellmaterials von Hunden einer spezifiziert pathogenfreien Zucht zu gewährleisten, sondern auch während der Virusvermehrung ist die Reinheit der Kultur durch entsprechende Prüfungen zu kontrollieren (1, 2).

(1) G. Starke, P. Hliank, H.-G. Patzwaldt und E. Przyborowski: Arzneimittelstandardisierung, Berlin **15** (1968), S. 1
(2) H. Glathe, B. Nöbel, D. Winkler, E. Przyborowski, P. Kretschmer und M. Thonke: Zbl. Pharm., Pharmakother. u. Labor.-Diagn., Berlin **114** (1975), S. 383

4.0. Wertbestimmung von Diphtherie- und Tetanus-Impfstoffen

Innerhalb dieses Abschnittes wurden die Bestimmung der Flockungseinheiten von Diphtherie-Toxid und die Bestimmung der Bindungseinheiten von Tetanus-Toxoid neu aufgenommen.

Das Ziel der Impfstoffherstellung ist es, Impfstoffe mit hoher immunologischer Effektivität und möglichst geringer Reaktivität herzustellen. Aus diesem Grunde ist die Optimierung zwischen Wirksamkeit und Antigengehalt erforderlich. Es muß bei der Impfstoffherstellung angestrebt werden, möglichst wirksame Antigene (Stammauswahl und Vermehrungsbedingungen) einzusetzen und die Antigenmasse gering zu halten.
Die immunogene Wirksamkeit des Diphtherie-Adsorbatimpfstoffes hängt vom Gehalt an Diphtherie-Toxoid ab. Ein zu hoher Toxoidgehalt im Impfstoff beeinträchtigt aber dessen Verträglichkeit, besonders im Hinblick auf allergische Nebenwirkungen. Deshalb ist es erforderlich, den Gehalt an Diphtherie-Toxoid zu bestimmen, und zwar während der Herstellung, da die Bestimmung am adsorbierten Toxoid nicht durchführbar ist.
Die Bestimmung ist in vitro durchführbar, da sie auf der Präzipitation des Diphtherie-Toxoids mit einem geeigneten Diphtherie-Antitoxin beruht. Ihr Ergebnis hat lediglich quantitativ-orientierende Bedeutung für die Antigenmasse, während die biologische Wertbestimmung des fertigen Impfstoffes die immunologische Wirksamkeit ausweist (1,2).
Aus ähnlichen Gründen wie bei der Herstellung des Diphtherie-Impfstoffes ist bei der Herstellung des Tetanus-Impfstoffes die Kontrolle des Gehaltes an Tetanus-Toxoid erforderlich. Da die Neutralisation des Tetanus-Toxoids mit einem geeigneten Tetanus-Antitoxin in vitro nicht feststellbar ist, muß die Bestimmung im Tierversuch durchgeführt werden. Als Versuchstiere dienen Mäuse. Hinsichtlich der Bewertung dieser Bestimmung und der biologischen Wertbestimmung des fertigen Impfstoffes gilt das oben Gesagte (2).

(1) D. Winkler: Zbl. Pharm., Pharmakother. u. Labor.-Diagn., Berlin **114** (1975), S. 361
(2) Wertbestimmung von Diphtherie- und Tetanus-Impfstoffen, Kommentar DAB 7-DDR, Berlin 1969

7.0. Prüfung auf Abwesenheit von Mykoplasmen (1)

Das mögliche Vorkommen von Mykoplasmen in tierischen Organen, Seren sowie Hühnereiern und die nachgewiesene Pathogenität von Vertretern dieser zwischen Bakterien und Viren einzustufenden Mikroorganismenordnung auch für den Menschen lassen es geboten erscheinen, als Virusvermehrungssubstrate dienende Zellkulturen und ihrer Zusammensetzung nach potentiell gefährdete Impfstoffe auf Abwesenheit von Mykoplasmen zu prüfen. Obgleich auf zellfreien Kulturmedien kultivierbar, sind die Mykoplasmen durch die bei der Prüfung auf Sterilität angegebene Methode nicht nachweisbar.

(1) J. Fritsche, J. Friedemann und D. Winkler: Zbl. Pharm., Pharmakother. u. Labor.-Diagn., Berlin **114** (1975), S. 367

XX. Prüfung von Gegenständen aus Plasten und Elasten

1.0. Allgemeines

Der Vorschrift des 2. AB-DDR unterliegen zusätzlich zu den Bestimmungen des DAB 7-DDR auch die Gegenstände, die zur Aufbewahrung oder Anwendung von nicht zur Injektion oder Infusion bestimmten Arzneimitteln vorgesehen sind. Damit wurde der wachsenden Bedeutung von Plast- und Elastmaterialien bei der Verpackung von Arzneimitteln und der Notwendigkeit, auch für diese Materialien aus pharmazeutischer Sicht Qualitätsnormen zu fixieren, Rechnung getragen (1).
Im Interesse der besseren Übersichtlichkeit wurden die allgemeinen Angaben für die physikalische und chemische sowie für die biologische Prüfung zusammengefaßt.

Beschaffenheit

Unter Berücksichtigung der Erfahrungen bei der Anwendung von Plasten zur Lebensmittelverpackung wurde festgelegt, daß für die Herstellung der Gegenstände, die der Vorschrift des 2. AB-DDR unterliegen, nur Stoffe der Art und Menge verwendet werden dürfen, wie sie nach den geltenden lebensmittelgesetzlichen Bestimmungen der Deutschen Demokratischen Republik (2—7) zugelassen sind.
Die Bestimmungen über die äußere Beschaffenheit der Gegenstände wurden neu formuliert. Prinzip der Festlegungen ist, daß für die Anforderungen an die organoleptischen Eigenschaften, an die Konsistenz, an die Oberflächenbeschaffenheit und an die Transparenz bzw. Einfärbung stets der jeweilige Verwendungszweck entscheidend ist.
Die auch bisher bereits geltende Forderung an den Arzneimittelhersteller, wonach er jeweils den Nachweis zu erbringen hat, daß eine Beeinflussung des Arzneimittels durch den Gegenstand nicht erfolgt, wurde ausdrücklich formuliert. In diesem Zusammenhang sei nochmals betont, daß die Arzneibuchbestimmungen reine Materialprüfungen darstellen, die gewährleisten sollen, daß der untersuchte Gegenstand vom pharmazeutischen Standpunkt grundsätzlich zur medizinischen oder pharmazeutischen Anwendung geeignet ist (8, 9). Die Arzneibuchprüfungen ersetzen keinesfalls spezielle Untersuchungen vor der Einführung neuer Materialien oder Gegenstände, wie z.B. Prüfungen auf chronische Verträglichkeit (10), auf Alterungserscheinungen an Implantaten (11) oder auf Kompatibilität mit dem speziellen Arzneimittel (12).

Art und Umfang der Prüfungen

Während es nach dem DAB 7-DDR unter bestimmten Bedingungen möglich war, für die Entscheidung über die Eignung des Gegenstandes die am Plastwerkstoff erhaltenen Prüfergebnisse zu verwenden, schreibt das 2. AB-DDR grundsätzlich

die Prüfung am gebrauchsfertigen Gegenstand vor. Dadurch wird erreicht, daß bei der Endfertigung auftretende Qualitätsveränderungen in jedem Fall erfaßt werden. Für Gegenstände, die nur mit Dragees, festen Drogen, Granulaten, Hartgelatinekapseln, Pulvern, Tabletten, Teemischungen oder Verbandmitteln in Berührung kommen, wurde festgelegt, daß sie den unter „Beschaffenheit" angegebenen Forderungen entsprechen müssen. Weitere Prüfungen wurden für diese Gruppe von Gegenständen noch nicht vorgeschrieben.
Bei der Festsetzung des Umfangs der Prüfungen für die übrigen Gegenstände ist noch stärker als bisher der jeweils vorgesehene Verwendungszweck berücksichtigt worden. In Durchsetzung dieses Prinzips und in Auswertung der bei der Anwendung des DAB 7-DDR gesammelten Erfahrungen wurden einige Neufestlegungen vorgenommen, die im einzelnen den Tabellen 2 und 3 der Vorschrift des 2. AB-DDR zu entnehmen sind.

Vorbereitung der Gegenstände aus Plasten bzw. Elasten

Neu ist die Festlegung, daß in besonderen Fällen, z. B. bei sehr geringen Kontaktflächen bzw. -zeiten zwischen dem Gegenstand und dem Arzneimittel, die Einsatzmenge zur Herstellung der Prüflösungen bis auf ein Fünftel reduziert werden kann. Dadurch wird erreicht, daß die an das Material zu stellenden Anforderungen in einem sinnvollen Verhältnis zu den im Einzelfall gegebenen Beeinflussungsmöglichkeiten durch den Plast- oder Elastgegenstand stehen. Auf Grund der in den letzten Jahren in der DDR bei der Elaststopfen-Produktion vorgenommenen Umstellung auf ein neues Vulkanisationssystem ist eine Vorbehandlung der Stopfen vor der Anwendung mit Natriumhydrogenkarbonatlösung nicht mehr erforderlich. Die zur Herstellung der Prüflösung vorgesehenen Stopfen werden deshalb ebenfalls nur mit Wasser vorbehandelt.

Prüf- und Blindlösungen

In Erweiterung der Festlegungen des DAB 7-DDR wird im 2. AB-DDR auch für die chemischen und physikalischen Prüfungen grundsätzlich zwischen einer wäßrigen, einer äthanolhaltigen und einer öligen Prüflösung unterschieden.
Aus technischen Gründen wurde die Extraktionszeit für Plaste mit einem Schmelzbereich unterhalb 121°C von 14 h auf 16 h erhöht. Die verschiedentlich vertretene Meinung, daß bei Plasten, die bei ihrer Anwendung nicht hitzesterilisiert werden, ein Kaltextrakt (12) als Prüflösung verwendet werden sollte, wurde bei der Überarbeitung der DAB 7-DDR-Monografie diskutiert. Eine Aufnahme dieses Verfahrens in die neue Arzneibuchvorschrift erschien auf Grund der vorliegenden Ergebnisse noch nicht als genügend gesichert. Eine weitere Bearbeitung des Problems ist erforderlich.

2.0. Physikalische und chemische Prüfungen

In der Vorschrift des 2. AB-DDR sind die Prüfungen auf Phosphat-Ionen und fluoreszierende Verunreinigungen sowie die Bestimmung des Glührückstandes nicht mehr angegeben.

Die Streichung der Prüfung auf Phosphat-Ionen wurde als zweckmäßig erachtet, da die Anwendung z. B. von Trikresylphosphat als Weichmacher heute allgemein nur noch bei der Herstellung technischer Plastgegenstände erfolgt. Eine entsprechende Prüfung ist z. B. auch in den Vorschriften der Ph. Gall. VIII (1965) und der Ph. Helv. VI (1971) nicht enthalten. Desgleichen steht diese Regelung im Einklang mit den unter „Beschaffenheit" angeführten lebensmittelgesetzlichen Bestimmungen.
Die Prüfung auf fluoreszierende Verunreinigungen wurde durch die neu aufgenommene, aussagekräftigere Prüfung auf organische Verunreinigungen ersetzt.
Die Bestimmung des Glührückstandes wurde gestrichen. Schwerlösliche Füllstoffe, die im Glührückstand auftreten, sind in vielen Fällen technologisch notwendig, ohne daß dadurch eine negative Beeinflussung des Gebrauchswertes der Gegenstände zu verzeichnen ist.
Außerdem wird darauf hingewiesen, daß die Angaben des DAB 7-DDR bezüglich der Prüflösungsmenge oder Zulässigkeitsgrenzen bei den Prüfungen [a_6], [a_{15}], [a_{19}] und [a_{20}] geändert worden sind.

[a_1] *Oberflächenbeschaffenheit*

Die Oberflächenbeschaffenheit medizinisch und pharmazeutisch verwendeter Plast- und Elastgegenstände kann entscheidend deren Gebrauchswert beeinflussen. Daher wurde der Geltungsbereich dieser Prüfung auf alle Gegenstände durch eine allgemeingültige Formulierung erweitert.

[a_2] *Durchstechbarkeit*

Die Prüfbedingungen wurden der Verfahrensweise bei der Herstellung von sterilen Arzneizubereitungen angeglichen. Die Verschlußelemente werden nicht nur ein-, sondern viermal durchstochen. Der Beurteilung wird der aus 40 Einzelmessungen erhaltene Mittelwert zugrunde gelegt. Da in Angleichung an die TGL 28464 (in Vorbereitung) und an eine entsprechende RGW-Empfehlung für Infusions- und Blutübertragungsgeräte im Vergleich mit dem DAB 7-DDR neue Kanülengrößen vorgeschrieben wurden, ändern sich auch die Grenzwerte für die maximal zulässige Durchstechkraft.

[a_3] *Fragmentation*

In Anpassung an die anwendungstechnische Praxis erfolgen nach jedem Durchstechen der Stopfen eine Entnahme von Wasser mittels Injektionsspritze und eine anschließende Filtration. Der Rückstand auf dem Filter darf keine Fragmente enthalten, während in den 10 Prüfflaschen insgesamt höchstens 20 Fragmente verbleiben dürfen. Damit wird der Tatsache Rechnung getragen, daß nach den gegenwärtigen Erkenntnissen eine gewisse Fragmentation unvermeidbar ist. Wie die Ergebnisse der Prüfung auf Wiederverschließbarkeit zeigen, ist trotz Fragmentation bei geeigneten Elastmaterialien ein hermetischer Verschluß der Einstichöffnung gewährleistet.

[a_5] *Ölbeständigkeit*

Der Geltungsbereich wurde auf alle Gegenstände erweitert, die zum Aufbewahren oder zur Anwendung von lipophilen Arzneizubereitungen dienen. Bei der Prüfung von Plastgegenständen muß im Einzelfall infolge einer eventuellen Löslichkeit des Plastmaterials in Azeton der Einsatz eines geeigneteren Lösungsmittels erfolgen.

[a_{14}] *Organische Zinnverbindungen*

Die bisher vorgeschriebene Ätherextraktion bedingte in jedem Fall gleichzeitig ein fast quantitatives Herauslösen des Weichmacheranteiles aus dem zu prüfenden Plastgegenstand. Weichmacher können jedoch den weiteren Untersuchungsgang stören. Deshalb wird für den Nachweis der organischen Zinnverbindungen jetzt der Verdampfungsrückstand von 100,0 ml wäßriger bzw. äthanolhaltiger Prüflösung verwendet.

3.0. Biologische Prüfungen

Bei der Erarbeitung der Vorschrift des 2. AB-DDR, wie auch der des CM-RGW, wurde ausführlich darüber diskutiert, ob die von verschiedenen Seiten vorgeschlagenen Schnellmethoden möglicherweise eine größere Aussagekraft bzw. eine bessere Reproduzierbarkeit als die im DAB 7-DDR enthaltenen allgemeinen Verträglichkeitsprüfungen haben und ob sie zusätzlich oder anstelle z. B. der Prüfungen am isolierten Froschherzen oder an Wasserflöhen in das neue Arzneibuch aufgenommen werden sollten. Nach den bis zum Redaktionsschluß vorliegenden Ergebnissen war eine solche Neuaufnahme noch nicht möglich. Weitere Untersuchungen zu diesem Problem werden durchgeführt.

[b_2] *Hämolytisch wirkende Stoffe*

Um ein Einbrennen oder Verkohlen des Rückstandes beim Eindampfen der Prüflösung zu vermeiden, wird nicht mehr zur Trockne, sondern auf etwa 4 ml eingeengt. Die erhaltene Lösung wird mit Wasser zur Injektion zu 5,0 ml aufgefüllt und mit sterilem Natriumchlorid isotonisch gemacht. Die Inkubationszeit der mit der Blutkörperchenaufschwemmung versetzten isotonischen Lösung wurde von 20 auf 60 min erhöht.
Bei vergleichenden Untersuchungen konnte festgestellt werden, daß die verlängerte Inkubationszeit in bestimmten Fällen zu einer Verdeutlichung der Hämolysereaktion führt. Die in der Jap. Pharm. VIII (1971) angegebene Inkubationszeit von 24 h ist nach diesen Untersuchungen dagegen nicht erforderlich.

[b_4] *Verträglichkeit am isolierten Froschherzen*

Zur Erhöhung der Empfindlichkeit der Prüfung wird die Prüflösung nicht mehr auf das Dreifache, sondern auf das Fünffache konzentriert.

[b_6] *Lokale Verträglichkeit an der Haut*

Die Prüfung ist nicht, wie im DAB 7-DDR angegeben, an einem, sondern an zwei Kaninchen durchzuführen.

[b_7] *Lokale Verträglichkeit am Auge*

Die Prüfung wurde neu aufgenommen für die Beurteilung der Gegenstände, die mit dem Auge oder der Schleimhaut bzw. mit Arzneimitteln zur Anwendung am Auge, der Schleimhaut oder dem Ohr Kontakt haben. Die Detektion der auftretenden Schädigungen der Korneaoberfläche des Kaninchens wird durch Auftropfen einer Fluoreszein-Natrium-Lösung vorgenommen (13).

[b_8] *Lokale Verträglichkeit nach Implantation*

Die Aussagekraft der Prüfung wird durch die Einführung eines zweiten Plast-Standards, der als positive Kontrolle zu verwenden ist, wesentlich erhöht.
Außerdem wurde die Liegedauer des Implantats auf 10 Tage beim ersten Kaninchen und 21 Tage beim zweiten Kaninchen erhöht. Dadurch werden Fehlinterpretationen mit großer Wahrscheinlichkeit ausgeschlossen.
Die nach der Implantation von Fremdkörpern normalerweise auftretenden Gewebsläsionen heilen innerhalb der ersten 8 d im wesentlichen ab. Danach kann diese normale Reaktion von Unverträglichkeitserscheinungen, die auf Migration von Plast- oder Elastbestandteilen beruhen, in der Regel gut differenziert werden. Bei der Festlegung von zwei unterschiedlichen Liegezeiten des Implantats wurde davon ausgegangen, daß bei dem ersten Tier vorwiegend kurzfristige, flüchtige Reaktionen, bei dem zweiten Tier dagegen später auftretende, andauernde Schädigungen erkannt werden können.
Insbesondere bei dieser Prüfung wird nochmals betont, daß sie lediglich zur Erkennung akuter Unverträglichkeitserscheinungen nach Gewebekontakt dient. Zum Nachweis der chronischen Verträglichkeit sind gesonderte Untersuchungen erforderlich.

(1) H.-J. JACKER, H. BÄR, G. GERSTENBERGER, H.-J. NEUHAUS, H. DRESSEL und J. RÖTHIG: Zbl. Pharm., Pharmakother. u. Labor.-Diagn., Berlin **112** (1973), S. 787
(2) Anordnung Nr. 1 über Plaste für Bedarfsgegenstände. Vom 4. August 1964, Gbl. II, 1964, Nr. 90, Seite 752
(3) Anordnung Nr. 2 über Plaste für Bedarfsgegenstände. Vom 20. Juni 1967 (Einschließlich Richtlinien für die gesundheitliche Beurteilung von Bedarfsgegenständen aus Plasten) Sonderdruck Nr. 553 des Gesetzblattes
(4) Anordnung Nr. 3 über Plaste für Bedarfsgegenstände. Vom 22. April 1968, Gbl. II, 1968, Nr. 46, Seite 255
(5) Anordnung Nr. 4 über Plaste für Bedarfsgegenstände. Vom 28. Juli 1970, Gbl. II, 1970, Nr. 69, Seite 496
(6) Anordnung Nr. 5 über Plaste für Bedarfsgegenstände. Vom 13. Juli 1971, Gbl. II, 1971, Nr. 59, Seite 514
(7) Anordnung Nr. 6 über Plaste für Bedarfsgegenstände. Vom 16. Oktober 1972, Gbl. II, 1972, Nr. 65, Seite 721
(8) H.-J. JACKER, G. GERSTENBERGER und H. DRESSEL: Zbl. Pharm., Pharmakother. u. Labor.-Diagn., Berlin **111** (1972), S. 1015
(9) K. RICHTER: Dtsch. Gesundheitswes., Berlin **29** (1974), S. 1379
(10) E. BIEN, D. KÄSTNER und P. LANGE: Zbl. Pharm., Pharmakother. u. Labor.-Diagn., Berlin **112** (1973), S. 127
(11) E. ROGGENDORF: Zbl. Pharm., Pharmakother. u. Labor.-Diagn., Berlin **112** (1973), S. 17
(12) B. SKALETZKI und H. WOLLMANN: Pharmazie, Berlin **28** (1973), S. 1
(13) H.-J. JACKER und G. GERSTENBERGER: Zbl. Pharm., Pharmakother. u. Labor.-Diagn., Berlin **111** (1972), S. 125

XXI. Prüfung von Farbstoffen

1.0. Allgemeines

Aus der zunehmenden Tendenz, gefärbte Arzneifertigwaren in den Verkehr zu bringen, ergab sich die Notwendigkeit, die zum Färben von Arzneimitteln zugelassenen Farbstoffe für das 2. AB-DDR zu standardisieren. Die Aufforderung, nur soviel Farbstoff zu verwenden, wie zum Färben unbedingt erforderlich ist, soll als Appell verstanden werden, nicht unmittelbar zur Wirkung beitragende Arzneimittel dem Körper nur in sparsamster Weise zuzuführen.

2.0. Identitätsprüfung

Der in der genannten Anordnung über Lebensmittelfarbstoffe nicht aufgeführte Farbstoff Patentblau V wurde nachträglich als Lebensmittelfarbstoff zugelassen.
International wurde der Prüfung von Farbstoffen in Arzneibüchern bisher nur wenig Beachtung geschenkt.
Die genannten 16 künstlichen organischen Lebensmittelfarbstoffe werden einzeln oder als Mischung für das Färben von Arzneimitteln bezogen und in dieser Form eingesetzt.
Durch die Verwendung der 2 vorgeschriebenen Laufmittel für die chromatografische Trennung auf Zelluloseschichten kann die dünnschichtchromatografische Identitätssicherung der aufgeführten Farbstoffe sowie die Identifizierung dieser Farbstoffe in handelsüblichen Farbstoffmischungen unter Benutzung der entsprechenden Vergleichssubstanzen, die in Anlage 5.0. des 2. AB-DDR aufgeführt sind und deren Bezug dort geregelt ist, erreicht werden.
Vom Lieferbetrieb der Farbstoffe wird die qualitative Zusammensetzung der Farbstoffmischungen durch Nennung der Farbstoff-Nr. angegeben. Die Wahl des für die Trennung der Farbstoffe günstigen Laufmittels, entsprechend der angegebenen Zusammensetzung der Mischung, ist vom Prüfer vorzunehmen, weil einige Farbstoffkombinationen in einem der beiden Laufmittel nicht oder nur unzureichend getrennt werden.
Die Tabelle 2 des 2. AB-DDR zeigt als Schema die Chromatogramme der Farbstoffe, die bei Verwendung der beiden angegebenen Laufmittel resultieren. Aus der Chromatogrammdarstellung sind keine R_F-Werte für die einzelnen Farbstoffe ersichtlich. Sie zeigt nur die Verteilung der Farbstoffe auf der Platte und die Trennung der Farbstoffe untereinander.

Anlagen

2.0. Reagenzien

Die Bezeichnung der Reagenzien erfolgt nicht entsprechend den Richtlinien der IUPAC, sondern wurde den entsprechenden TGL entnommen, z.B. „Kaliumtetrajodowismutat“ statt „Kaliumtetrajodobismutat“.
Wenn für Pufferlösungen pH-Bereiche angegeben werden, dienen diese Angaben lediglich der Information.
Für in der DDR produzierte Reagenzien, die die ab 1. Januar 1972 geltende Qualitätsbezeichnung des RGW tragen, werden durch den Hersteller Etiketten einheitlicher grafischer Gestaltung verwendet. Zur besseren Erkennbarkeit der einzelnen Qualitäten sind diese Etiketten zusätzlich wie folgt gefärbt:

rot	— spezialrein (purum speciale) reinst zur Analyse (purissimum)
blau	— zur Analyse (pro analysi)
grün	— rein (purum)
grau	— technisch (technicum) roh (crudum)
violett	— Arzneibuch-Qualität, pharmazeutische Produkte

Das Reagenzienverzeichnis des CM-RGW enthält bisher noch keine Qualitätsbezeichnungen. Aus diesem Grunde ist es erforderlich, für die bei Arbeiten nach Vorschriften des CM-RGW einzusetzenden Reagenzien dem Reagenzienverzeichnis des 2. AB-DDR die Qualität zu entnehmen.

3.0. Indikatoren

Wenn für den Umschlagsbereich von Indikatoren pH-Bereiche angegeben worden, dienen diese Angaben lediglich der Information.
Wenn nach Vorschriften des CM-RGW und daher mit den im Reagenzienverzeichnis des CM-RGW angegebenen Indikatoren gearbeitet wird, ist die einzusetzende Qualität dieser Anlage zu entnehmen.

4.0. Standards

5.0. Vergleichssubstanzen

6.0. Testsubstanzen für die Bestimmung der eutektischen Temperatur

Der Bezug der Standards, Vergleichssubstanzen bzw. der Testsubstanzen für die Bestimmung der eutektischen Temperatur erfolgt gegen Entrichtung einer Schutzgebühr.
Vergleichssubstanzen finden nur bei Reinheits- und Identitätsprüfungen Anwendung. Es handelt sich um Substanzen mit der im 2. AB-DDR geforderten Qualität, die jedoch hinsichtlich ihres Verwendungszwecks speziell geprüft wurden. Die Verwendung von Standards wird vorwiegend für Gehaltsbestimmungen, aber auch für Reinheits- und Identitätsprüfungen vorgeschrieben. Standards sind entweder Substanzen, die bezüglich ihrer besonderen Reinheit speziell geprüft wurden, oder Substanzen, die Verunreinigungen in definierter Menge enthalten und bei Reinheitsprüfungen der Begrenzung einer zugelassenen Verunreinigung dienen. Beide Arten von Standards sind nach besonderen Prüfplänen geprüft worden.
Soweit vom WHO-Zentrum für Chemische Referenzsubstanzen in Solna, Schweden, Internationale Chemische Referenzsubstanzen herausgegeben werden, wird vom 2. AB-DDR deren Verwendung als Standards vorgeschrieben.
Die englischsprachigen Bezeichnungen von Standards wurden den „Lists of International Biological Standards and International Biological Reference Preparations 1975", World Health Organization, Geneva 1975, entnommen.

Bei Fragen zur Produktsicherheit wenden Sie sich bitte an:
If you have any questions regarding product safety,
please contact:

Walter de Gruyter GmbH
Genthiner Straße 13
10785 Berlin
productsafety@degruyterbrill.com